问止中医系列

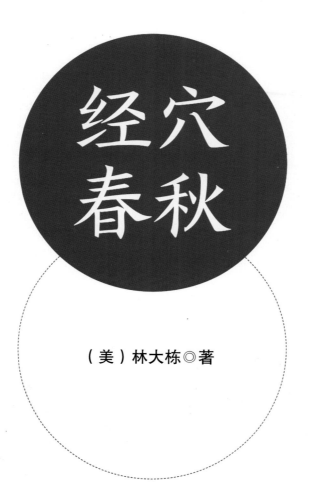

经穴春秋

（美）林大栋◎著

全国百佳图书出版单位
中国中医药出版社
·北 京·

图书在版编目（CIP）数据

经穴春秋 /（美）林大栋著 . —北京：中国中医药出版社，2022.4（2023.8重印）

（问止中医系列）

ISBN 978-7-5132-7413-5

Ⅰ . ①经… Ⅱ . ①林… Ⅲ . ①经穴 Ⅳ . ① R224.2

中国版本图书馆 CIP 数据核字（2022）第 026218 号

中国中医药出版社出版

北京经济技术开发区科创十三街 31 号院二区 8 号楼

邮政编码　100176

传真　010-64405721

保定市西城胶印有限公司印刷

各地新华书店经销

开本 787×1092　1/16　印张 21　字数 352 千字

2022 年 4 月第 1 版　2023 年 8 月第 4 次印刷

书号　ISBN 978 - 7 - 5132 - 7413 - 5

定价　130.00 元

网址　www.cptcm.com

服 务 热 线　010-64405510

购 书 热 线　010-89535836

维 权 打 假　010-64405753

微信服务号　zgzyycbs

微商城网址　https://kdt.im/LIdUGr

官 方 微 博　http://e.weibo.com/cptcm

天猫旗舰店网址　https://zgzyycbs.tmall.com

如有印装质量问题请与本社出版部联系（010-64405510）

前言

　　一个人活在世界上，什么最珍贵呢？相信大多数人都会说是我们健康的身体。我们有房子，不会轻易地借给陌生人来住，我们有车子，也不会轻易地交给陌生人来开，但是我们认为最珍贵的身体，却往往交给原本并不认识的医师来看病，您说这是不是有点颠倒呢？我们买电器用品都会看说明书，但是关于自己的身体，我们中的大部分人却并没有很深刻地去了解它，想到这里，您会不会感到有些可惜和不安呢？

　　在医生的职业生涯中，有太多血泪教训可资总结，对于健康，亡羊补牢总是下策，明智之人总是未雨绸缪，不会临渴掘井。《经穴春秋》这本书的出版，正是为了教给大家一些未雨绸缪和亡羊补牢的技术。书分上下两卷：《外治法剑诀 27 式》《经络学心法 18 篇》，就是为了向大家详细说明我们身体内的各种"线路和开关"，即中医讲的经络和穴位，并教大家一些非常实用的线路（经络）调整和开关（穴位）使用的方法。

　　具体而言，在本书里，将跟大家介绍两门学问——中医外治法与中医经络学。这是中医学中在任何时代都非常具有价值的两门学科。只要精通这两门学科，通过双手或简单的工具，我们就可以把"人体本有的大药库"开发出来，立竿见影地解决很多病痛，找回健康！

　　中医的治疗方法有很多，一般我们都是先想到开方用药，但那是在资源充足、交通便利的地方才可以做到的治疗方式。有时候，地处海外，或是在偏远的地方，或是在交通工具上，很可能没有药，但我们凭借一双手或一根针，也能达到妙手回春的效果，这就是建立在经络学基础上的中医外治法之妙用。

　　在本书的上卷，会先教大家中医外治法，也就是介绍我们随身大药库的开启方法，这是我们居家保健的第一步，方法简单而且操作容易，就算没有深厚的中医基础，也可以马上上手，而且有时候效果并不比用针用药差；在本书下卷，要向大家介绍中医经络学，帮助大家更深入地走进经络和穴位的应用领域，掌握原理之后，我们便可扩大治疗范围，收效更为确切。学完经络学之后再回首外治法，我们便会有一种"知其然且知其所以然"的感受，触类旁通，进一步成为自己和家人的健康守护者。

《黄帝内经》是中医永恒的经典，在其中有一篇《异法方宜论》主讲中医外治法之根本规律，所谓异法，其实主要就是各种外治法。其中提道：东方治病宜用砭石，西方治病宜用毒药，北方治病宜用灸焫，南方治病宜用微针，中央之地治病宜用导引按跷。这段话表明，中医治病方法多样，其中内治法用药，外治法则用针刺、砭石、温灸、导引按跷。不过注意啊，所谓的西方治病用毒药，只是说用药性较猛的药，并非真正毒害人的药物。

说到底，中医外治法是利用人身上的穴位和经络做按压或针灸等治疗。虽然我们治病时可以直接用一些固有模型，如"什么穴位对应什么症状"，但是如果能够掌握穴位与经络、穴位与穴位之间的深层次联系，了解经络详细循行部位，然后再回来看外治法的治症细节，也许会有一种豁然开朗、探骊得珠的感觉。先熟悉上卷《外治法剑诀27式》中提到的各种外治法，在下卷《经络学心法18篇》中再深入学习中医经络学，这就像在剑术学习到一定程度后再来掌握本质的心法，就会有事半功倍之效。本书并非中医经络学的教科书，而是一本家庭日用层面中医经络学的便捷实用手册。希望有心研究中医外治法的朋友，可以通过本书快速掌握经络学的要点，而"掌握要点"正是本书的精神所在。

为了展示经络穴位及外治法的效果更好，这本书我们采用了精美的彩色印刷，希望能够带给读者在阅读和学习上更好的体验。而一些相关的中医小常识，我们也会在书中穿插列出，方便大家能更快速地掌握外治法和经络学方面的重要知识。在此诚恳地邀请各位读者和我们一起打开本书，开始学习，做一位对自己的身体和健康都有把握的人！

林大栋

2022 年 2 月 8 日

目 录

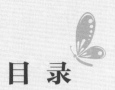

上卷　外治法剑诀 27 式

下卷　经络学心法18篇

经穴
春秋

上卷

外治法剑诀 27 式

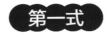

外治法的起手式

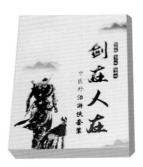

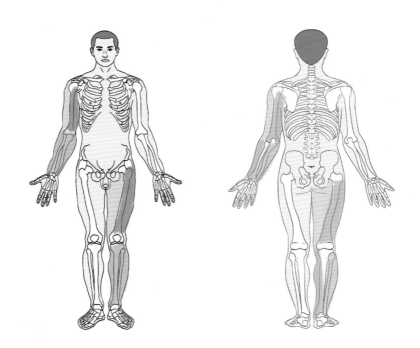

　　注意：上图未精准展示全部人体骨骼结构，如未展示颈椎第一、二节，只做定位穴位示意使用。本书中其他图片亦如此，这是为了方便大家记忆理解，故而规避高精度解剖细节，后不赘述。

在本书上卷将要跟大家介绍实用、有趣、便捷的中医外治法，我把它叫作《外治法剑诀27式》。可能有人不明白，中医外治法怎么会和剑诀扯上关系呢？这是因为中医外治法所用到的工具就像是一把宝剑，我们随身佩戴着此等"尚方宝剑"，在生活中遇到的很多头痛脑热的问题，自然就被很快"斩于马下"了。大家说，这套学问是不是剑诀呢？

剑诀27式的第1式是起手式，也就是开始前的准备工作，帮助大家先了解什么是外治法。

★ 什么是中医外治法 ★

中医外治法通过按推人体体表上的经络和穴位达到治病的目的，既不用针灸，也不用药物。

当遇到无法使用针灸或药物的情况时，我们可以凭借我们的双手，或是随身携带的简单工具，开始用外治法做治疗。人身上的经络和穴位就像是一套调理健康平衡的密码箱，它们是最简单、最绿色、最方便的健康调理通道，而且很多时候也是最实用有效的。

本书跟大家分享的外治法，都是笔者根据多年的临床实践所总结提炼出来的精华，真实有效且经得起考验，这也代表了问止中医在外治法领域的学术理念。

★ 外治法在按推上的操作原则 ★

穴位按推又叫穴位按摩，英文名称为Acupressure。穴位按摩有几个操作要点：

第一，要单一方向用力，不要来回施力。

无论是用手还是用工具做穴位按推，通常是朝单一方向推，不要来回施力。可能有些人看我在做外治法时，会误以为我是来回按推，但其实我是在一个方向用力，另外一个方向不用力，并不是来回施力的。

第二，学习经络的循行，了解十四正经的运用。

如果大家能掌握十四正经的循行，那对中医外治法的运用必然会更好。但由于十四正经的内容太过庞杂，本书不做细述。在本书下卷《经络学心法 18 篇》中，我将会详细地跟大家讲解。

第三，仔细找到穴位附近的痛点。

在寻找某一穴位时，其实并不一定要按压该穴位的标准位置，可以找找该穴位附近的点，试试哪一点是最痛的，按压痛点的效果也许会比按穴位本身来得更佳。

第四，每一点不要按太长时间。

有些人按一个穴位按很久，甚至按到出现皮下瘀血，其实并不需要这样做。一般而言，一个点的按压时间不要超过 20 秒，大概按 10～20 下即可。我宁愿分成多次推按，每次大概间隔 20～30 分钟。持续长时间地按压某一个点，很可能会导致瘀血，所以我们可以在按压之后休息 20～30 分钟，再继续做下一个轮次。

第五，使用工具时，一定要注意力道。

直接用手操作时，我们比较能准确地控制施力的大小。使用工具时，我们对力道的控制往往没有那么精确。所以，我们一开始可以轻一点，慢慢地加重，以避免一开始力道过大而弄伤身体。

在上述第二点中，我强调了对经络学的学习，这是因为中医外治法是根据经络学及针灸学而发展起来的。因此，在运用外治法之前，我们必须掌握经络的循行规律。虽然这部分专业内容让很多人十分头疼，但是我们还是打起精神，学习掌握吧！

经络学中，十二经是太阴、少阴、厥阴、阳明、太阳、少阳的手足经（6 经 × 手足 2=12 条经络）。光是这一连串的名字，已经让有些人头晕目眩了。

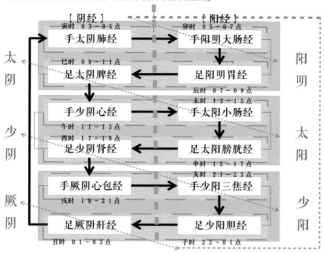

针灸治痛症之大方向攻略：经络循行取穴心要图

肺寅大卯胃辰宫 脾巳心午小未中 申膀酉肾心包戌 亥焦子胆丑肝通

【阴经】	【阳经】

太阴

少阴

厥阴

阳明

太阳

少阳

寅时 03～05点 → 手太阴肺经 → 手阳明大肠经 ← 卯时 05～07点

巳时 09～11点 → 足太阴脾经 ← 足阳明胃经 ← 辰时 07～09点

未时 13～15点 → 手少阴心经 → 手太阳小肠经

午时 11～13点 → 足少阴肾经 ← 足太阳膀胱经 ← 申时 15～17点

酉时 17～19点

亥时 21～23点 → 手厥阴心包经 → 手少阳三焦经

戌时 19～21点 → 足厥阴肝经 ← 足少阳胆经 ← 子时 23～01点

丑时 01～03点

上图先供大家参考，我们不必将其视为一种负担，稍后我将告诉大家如何使用。通过此图，大家还需要知道经络本身是有规律的，经络的命名与人体各部分也是紧密相连的。

例如，手太阴和足太阴、手阳明和足阳明，这叫手足同名经。

手足同名经的运用十分重要。大家可以先不管这些专有名词，只需要记住"上病下治、下病上治、左病右治、右病左治"的治疗原则，这在中医里叫巨刺法或缪刺法。简而言之，其含义就是人体的左手和右脚、右手和左脚是相对应的。

当右手有问题，治疗要找左脚的穴位；当右脚有问题，治疗要找左手的穴位；左手有问题要找右脚的穴位；左脚有问题则要找右手的穴位。它们之间是呈现X形的对应关系，而且手脚上的部位也一一对应，上臂对应大腿，前臂对应小腿，手的大拇指这一侧对应脚的大拇趾侧，手的小指这一侧对应脚的小趾侧。

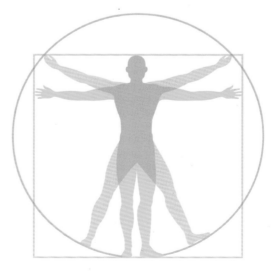

◆同名天应穴区域图之一：手阴足阳同名对应

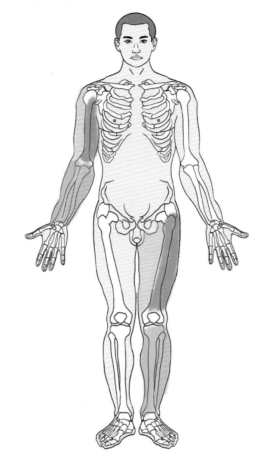

图中显示相同颜色的手脚区块，就是一一对应的关系。

在人体解剖学中，手的大拇指这一侧叫作桡侧，小指这一侧叫作尺侧。

例如，手太阴肺经与足太阴脾经相对应，在手、足皆叫太阴经，就是因为它们所在的位置相对应。但我们无须记住这些专有名词，只需要记住上臂对应大腿，前臂对应小腿，拇指对应拇趾一侧，小指对小趾一侧。这些对应关系形成一个 X 形，也就是《黄帝内经》所讲的巨刺法或缪刺法的精义所在。

◆同名天应穴区域图之二：手阳足阴同名对应

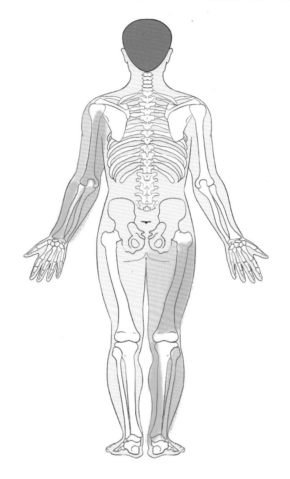

　　现代医学研究表明，人体手足的这种对应情况与人体胚胎学有关。人类是由一个精子和一个卵子结合成受精卵，再由此受精卵分化发育而成。发育的起点源于肚脐，受精卵以肚脐为中心，慢慢地分裂、分化成身体的组织。在生长时，人体的左边和右边、上面和下面是以 X 形的形状相对展开。胚胎学原理比较复杂，不容易简单地表达，但它的应用其实很简单，大家可以记住以下两图：

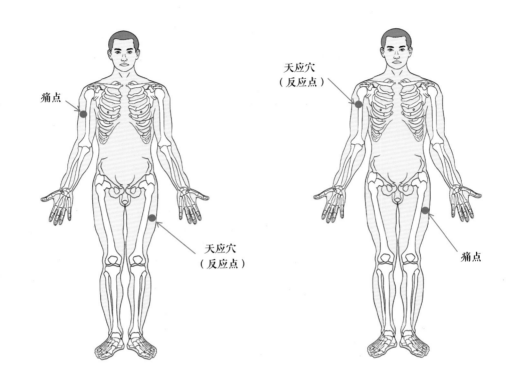

痛点

天应穴
（反应点）

天应穴
（反应点）

痛点

对反应点和痛点除了可以用手法按推外，大家还可以用工具按推。我提倡使用工具，因为它又省力效果又好。

例如，问止中医特别挑选的工具组就非常好用，在临床上拿此三宝，犹如拿着尚方宝剑，随时都能披荆斩棘。

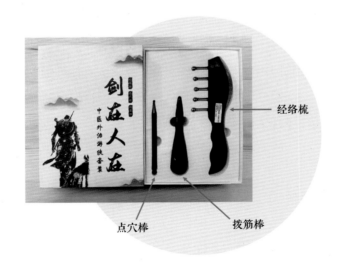

经络梳

点穴棒

拨筋棒

为了方便大家更熟悉中医外治法的应用，在看本书的同时，大家也可以结合我们的外治法网课一同学习。这样记忆更深刻，运用更熟练。

扫码学习大医小课的外治法网课

外治法三大工具

1. 经络梳

经络梳非常好用。它与皮肤的接触面有五个圆球，每次一梳就是五个球覆盖的一个面，比较容易找到痛点的所在位置。如果只用一根棒子，与身体的接触只有一个点，那么寻找痛点恐怕会不太容易。

此外，经络梳是圆弧形结构，不像一般的梳子是平的。使用时，经络梳更能符合身体的弧度，尤其是符合头的弧度。用它来按推头穴时，一方面贴合头皮，另一方面也因为梳子尖端是圆球状而不会刮伤头皮。

经络梳不仅可以一次梳整排，还可以竖起来只使用某一个点，根据不同的需求做不同的调整。利用经络梳的第一个梳齿可做穴位按摩，经络梳背面端还可以用于刮痧，这是一个多用途的工具。有这个如此好用的尚方宝剑在手，遇到什么情况都信心满满。

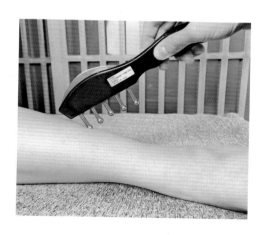

2. 拨筋棒

拨筋棒顶端呈单点状，两头一大一小，小头一端与皮肤接触面积小，压强大；大头一端与皮肤接触面积大，压强小。我们无须使用强刺激时，可用大头端。比如按推背部膀胱经时，大头端接触面积大，更便于应用。

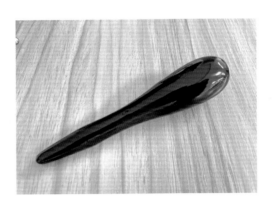

3. 点穴棒

点穴棒专门用于小面积的按推，是三个工具中最小的。在美容外治法中，我们可以用点穴棒做面部推拿，以促进脸部气血通畅。点穴棒也有一大一小两个端，可以依据需要选择合适的一端使用。它的大小两头都比拨筋棒的小头更小。

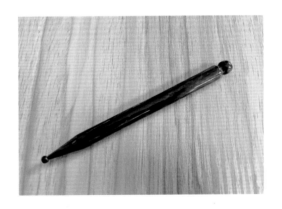

这三个工具组成一个外治法"游侠套装"，可以解决大部分中医外治范畴的问题。称之为"游侠"，是因为我们用到外治法的场合大多是不便寻求其他医疗资源的场合，如船上、飞机上、野外，等等。游侠套装体积小，便于携带，随时可用。

　　以上就是我介绍的一套工具——经络梳、拨筋棒、点穴棒。带上它们会很有安全感。如果这套工具应用得当，那么我们做外治法就会如鱼得水。接下来，我会向大家逐一讲解如何使用这些工具——解决常见的病痛，从而达到以经络穴位治病的目的。

★ 经络梳的三大应用区域：头部、手部、足部 ★

　　头部指头皮质反射区域，也就是中医应用头针的部位。头上有相应的穴位点，可调节身体各个部位的问题，这就是头皮质反射区。很多人知道头针的效果非常好，但没扎过的人会误以为头针是把针刺进头颅里面，这是一个误解。头颅十分坚硬，头针只是针刺头皮上的头皮质反射区。

　　手部指手上的穴位，手穴也可以控制和调节全身各种机能。手穴最大的好处是方便，比如在开会时，头穴和脚穴都不便于应用，但我们可以把手放在桌子下做按推，既不引人注目，又便捷有效。

　　足部指脚上的穴位，足穴的力量强，效果比手穴好，只是没有手穴这么方便操作。我们要记住足穴的效果非常好，后面的部分会讲到其相关应用。

　　以上是头部、手部、足部应用的简单介绍，下文会逐一详细讲解。

第二式

经络梳的头部应用

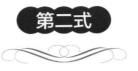

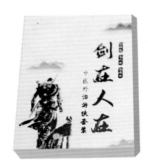

◆ 头针之顶颞斜带

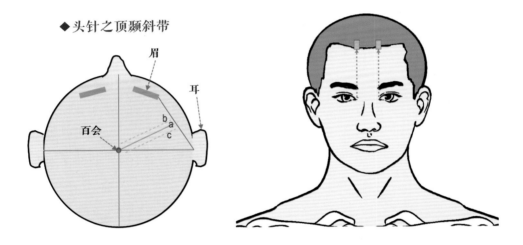

外治法剑诀 27 式的第 2 式是经络梳的头部运用。前文说过，头针并不是把针刺穿坚硬的头盖骨，而是在头皮上操作的平刺，也叫头皮针，它刺激的是头皮质反射区。针刺头穴刺激性强，但针刺门槛高，需要专业医师才能操作。经络梳刺激头穴的效力也不小，而且人人都可使用，操作安全，也不会引起出血——经络梳是圆头的，不会伤害到头皮。另外，当我们知道头皮质反射区的位置时，用经络梳的效果会比头针好。为什么？因为人们针刺一般是一周一次，但用经络梳

刺激相应区域则可以一天十次，一周七十次，且能根据自己痛点的位置自行调整刺激位置。这样累计的治疗效果不是会更好吗？

虽然头皮质反射区是现代医学的理论，但传统中医已经清楚说明经络在头上的循行位置及穴位，所以实则头针的运用历史源远流长。而现代的头皮质反射区理论则让我们对头上治疗区域有了更清楚的了解。

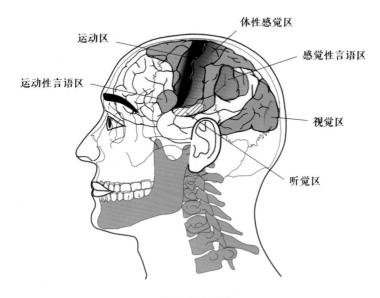

头皮质反射区

从上图可知，头上分为运动区、运动性言语区、感觉区、言语区、视觉区、听觉区等，其中很多区域与脏腑功能相关。但是，有时候尽管我们记住了这些理论细节，临床应用上也很难精确，所以本书会跟大家讲一个大方向，大家跟着大方向做就可以取得不错的治疗效果。

别人扎针是根据体表穴位去定位，但高明医生针刺时，是在定位点附近找到痛点后再下针，这时就需要病患的配合，告诉医生哪里是痛点了。因此，穴位按推最好的医生其实是自己，我们用经络梳刺激头皮时，可以非常清楚地知道哪里是痛点。本书会跟大家讲解不同问题对应的不同头部治疗区域，大家只需记住大概的位置，在附近寻找痛点即可。

★ 顶颞斜带 ★

头穴中最重要的一条线叫作顶颞斜带，也有人称为顶颞斜线。

◆头针之顶颞斜带

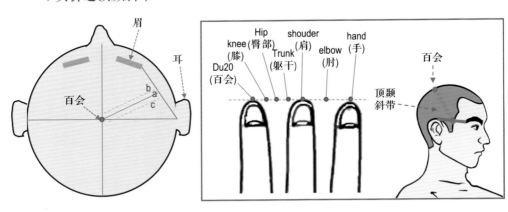

从上图可见，人头顶上的最高点是百会穴，位于头的正上方，即两个耳尖的连线与正中线的交汇处。顶颞斜带的"顶"指的是头顶百会穴，"颞"则是指耳尖与眉尾之间的中点，这两点所连成的线就是顶颞斜带。大家大概知道这个位置就可以了。

上图有三个手指，指尖分别表示 Du20（百会）、Shoulder（肩）、Hand（手），即我们在顶颞斜带上放三个手指，手指与手指之间的距离可以定位出身体的部位在顶颞斜带上的相对应位置，从百会开始，依序是膝、臀部、躯干、肩、肘、手。

当我们用经络梳在顶颞斜带上面找痛点时，不用相隔太远，因为对应范围只有三个手指的距离，这么短的距离就可以对应膝盖、臀部、躯干、肩、肘、手了。所以当你有肩痛问题、膝盖问题、躯干的问题，或是四肢的问题时，可以先在顶颞斜带上面找痛点，多按几下。

★ 额旁一带、额旁二带、额旁三带 ★

头针不仅可以对治运动伤害、手脚痛这类的外科问题，还可以对治内科、脏腑的问题。头针对治内科的重点区域位于额头处。

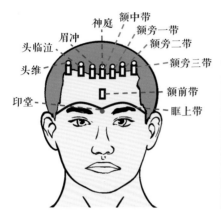

区域名称	对应部位及脏腑	主治病症
额 I 线 （MS2额旁一带）	上焦 （心、肺）	胸痛，心悸 气喘，打嗝
额 II 线 （MS3额旁二带）	中焦 （脾、胃）	急慢性胃炎 胃十二指肠溃疡 肝胆疾病
额 III 线 （MS4额旁三带）	下焦 （泌尿、生殖）	生殖器相关疾病 性功能障碍 频尿

上图居于正中间的是额中带，重点在于旁边的这三个小区域——额旁一带、额旁二带、额旁三带。

1. 额旁一带

额旁一带位于目内眦直上到发际，上下各五分处。我们可以拿着经络梳从目内眦往上梳，直到碰到发际，在那附近寻找痛点并疏通。

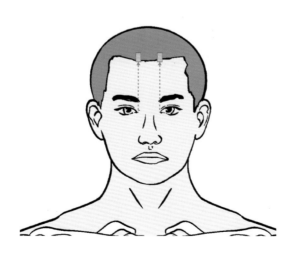

　　这个位置听起来很好找，但如果遇到没有发际、发际线太高、秃头的人时该怎么办？这时可以让其抬高眉毛，挤出抬头纹，抬头纹的最上面一条再往上约一个手指宽的位置就是发际。用经络梳找痛点时，范围可以稍大，能找到痛点就可以。如下图所示。

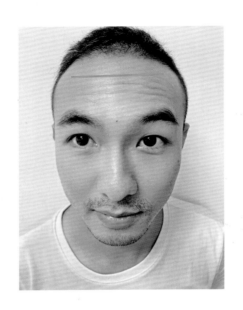

2. 额旁二带

　　眼睛正视，瞳孔直上到发际，上下各五分处是额旁二带。

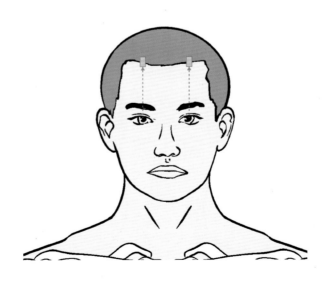

3. 额旁三带

目外眦直上到发际，上下各五分处为额旁三带。

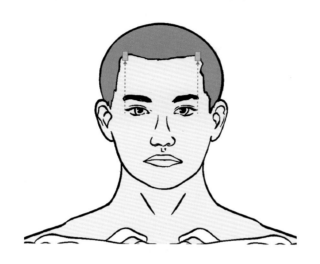

额旁一带对应上焦，主管心肺问题，例如咳喘、心痛、心悸、气喘、打嗝等。

额旁二带对应中焦，主管脾胃问题，例如急慢性胃炎、胃十二指肠溃疡、肝胆疾病、肚子痛等，都可以在额旁二带找痛点。

额旁三带对应下焦，主管泌尿生殖系统问题，例如生殖器相关疾病、性功能障碍、频尿等，都可以在额旁三带找痛点。

记住重点：额旁一，上焦；额旁二，中焦；额旁三，下焦。这是用来对治内科脏腑问题的区域。

★ 顶枕区 ★

顶枕区是头部区域中另一个重要区域，也是最常用、最实用的区域。在此区域用经络梳治疗，效果非常好。

◆头针之顶枕区

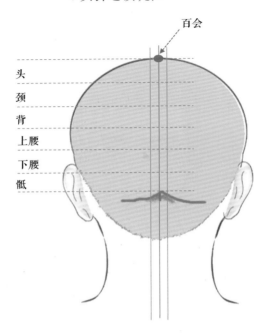

上图是一个人的后脑勺，最上端的顶点是百会穴，下方的阴影是枕骨下缘，也就是后脑勺的硬头壳与软组织交界处。把百会到枕骨下缘区域分成六等分，这六等分有一个口诀叫作"头颈背腰腰骶"。

第一等分：头，主治头痛等关于头的问题。

第二等分：颈，主治颈部的问题。

第三等分：背，主治上背部的问题。

第四等分：上腰，腰分为上腰跟下腰，第四等分指上腰的问题。

第五等分：下腰，主治关于下腰的问题。

第六等分：骶，骶骨，主治关于臀部、尾椎骨这一带的问题。

顶枕区这六等分可以对应人体的整个背面。

而前面说的额旁一、额旁二、额旁三则对应人体的上焦、中焦、下焦。

六等分听着不太好找，但我们可以用梳子在大概的位置找，找到痛点多梳几下就对了。

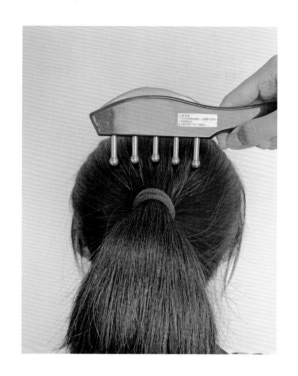

以上是经络梳在头部的应用，经络梳可梳整个面，所以找痛点很容易，找到后再刺激痛点，如用此法改善了某些症状，则可继续坚持，相信对身体大有裨益。

我们随身带着经络梳有很多好处，光是在头部的运用就能解决很多身体问题了。后文还会讲解更多外治法的应用。

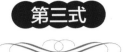

第三式

经络梳的手部应用

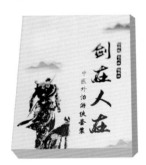

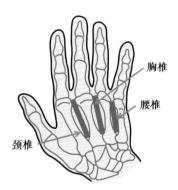

胸椎

腰椎

颈椎

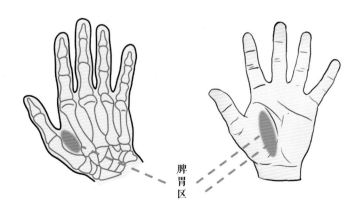

脾胃区

外治法剑诀27式的第3式是经络梳的手部运用。

除了经络梳，我们也可以用拨筋棒和点穴棒作为辅助。但在三个工具中只能择其一的话，一定是经络梳。因为经络梳可以在一定程度上替代拨筋棒与点穴棒，把经络梳的一边翘起来，只使用前面一个球，这样就能替代拨筋棒与点穴棒了，只是用起来会有些不便，也会有些局限。

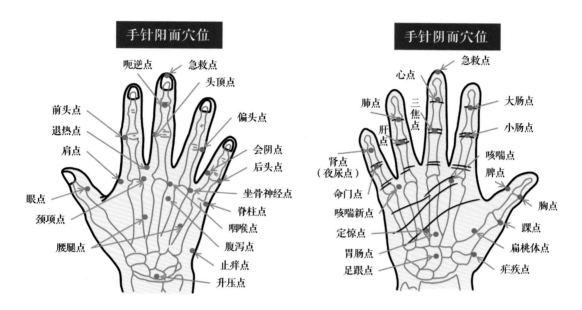

大家或许在书本上看过手穴图，手的正反两面都密密麻麻标满穴位。我之前曾将它背诵一遍，但等到运用时却已忘记。平时记不住，但一旦开始运用，就能记住，这就是学以致用的魅力。因此，这个图仅供大家参考，本书后面会针对不同问题运用到不同区域，可能用到头部、手部、脚部或其他部位，甚至用到十四经的穴位。大家先不用刻意背，待到治疗时多运用几次，你就能记住穴位的位置。

我在书中放出一些图片，是为了方便大家查找资料，大家先不急着背诵，等学习完本书，大家会发现自己已经对很多问题的处理办法了然于胸，实操几次则记忆更为深刻，实操丰富则变成传家本事。

手的阳面和阴面：手背侧叫阳面（下图左），手心侧叫阴面（下图右）。

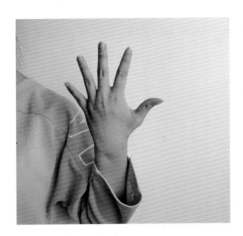
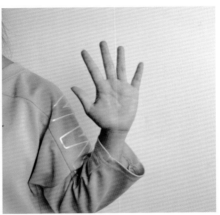

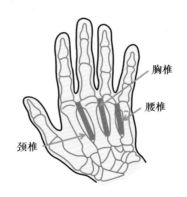

我们需要记住上图，这是手的阳面。在掌背上有三条缝，它们是掌骨与掌骨中间的空隙，就是在图中竖线标出的位置。大家要记得这三个空隙分别代表颈椎、胸椎、腰椎。

1.第二和第三掌骨之间：颈椎。

颈椎痛时，我们可以在整条缝上找痛点，靠近两掌骨的交汇处通常会很痛。

2.第三和第四掌骨之间：胸椎。

胸椎，也就是背的上半部。背痛时，可以在这条缝上找痛点。

3.第四和第五掌骨之间：腰椎。

腰椎，也就是背的下半部。腰痛时，可以在这条缝上找痛点。

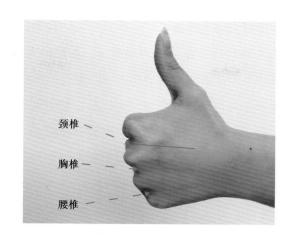

颈椎 —

胸椎 —

腰椎 —

如上图，记法很简单，我们把手做成大拇指翘起"点赞"的手势，这时掌背上的三条缝，由上而下依序对应颈椎、胸椎、腰椎，跟人体站着时脊椎由上至下的顺序一样。这样就很好记忆了。

我们可以用拨筋棒按推这三条缝。没有拨筋棒时，也可以把经络梳的一边立起来使用。颈椎、胸椎或腰椎痛，就在相对应的那条缝上做按推。比如腰椎痛，就在第四和第五掌骨之间的缝做按推。不过，这里告诉大家一个小秘诀，虽有颈椎、胸椎、腰椎之分，但无论是哪椎痛，我们都可加上中间胸椎这条缝的按推，效果会特别好。比如颈椎痛，就同时按推颈椎和胸椎对应缝隙的痛点。

操作时，先在缝中找到痛点，按压几下，然后身体动一动，疼痛就能得到缓解。

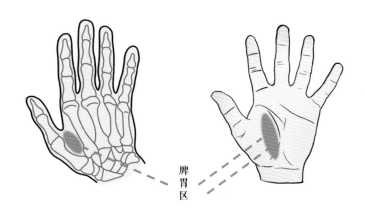

脾胃区

大家可以先记住上图，它代表脾胃区。脾胃区主要位于鱼际穴区域，即图中右边的红色区块处。当大家肚子痛、胃胀或脾胃不适时，就可以在脾胃区上找痛点，然后按推痛点，即能缓解不适感。

手的阴阳两面都有脾胃区，除了阴面的鱼际，阳面的虎口附近也是脾胃区，即图中左边的红色区块。治疗时以阴面痛点为主，配合阳面痛点，共同使用。

只要是肚子不舒服，如胃胀、胃痛这一类问题，都可以在脾胃区做按推。常按脾胃区还能打开小孩子的胃口，解决其不爱吃饭的问题。

综上，手上有几个值得记住的位置，一是鱼际穴处的脾胃区，二是代表手背颈椎、胸椎、腰椎反应区的三条缝。大家可以使用经络梳的一端或者拨筋棒做按推。

经络梳的足部应用

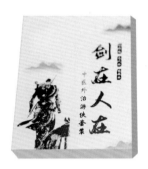

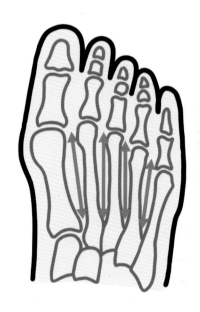

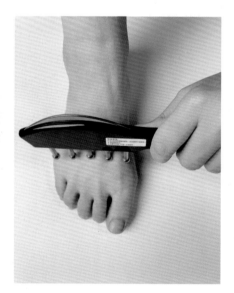

外治法剑诀27式的第4式是经络梳的足部运用。

前文讲过，如果非得选择外治法三工具的其中一个，就选择经络梳，因为它可以把一端翘起来使用，代替其他两个工具。但如果只按推单一的穴位点，用拨筋棒和点穴棒会更好一些。相比较而言，经络梳更适合用于头上的穴位。

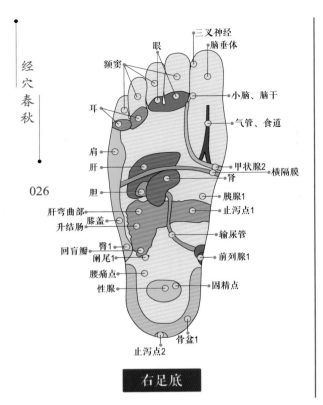

右足底

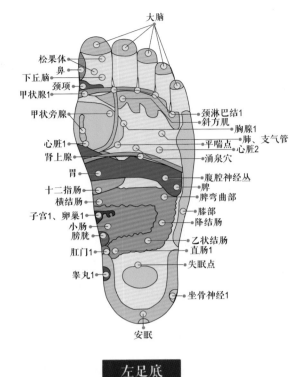

左足底

　　做过足疗的人应该都见过上图，脚底区域对应着全身脏腑，一般人要记忆此图可不容易，但是没关系，当我们身体不舒服时，可以用经络梳刺激整个脚掌面，找到痛点按压几下。

　　身体是最好的医生，它会告诉我们哪里有问题。当我们身体不舒服时，通常在脚底某个点会有反应区。此时，我们可以根据痛点范围，选择使用经络梳、拨筋棒或者点穴棒按压，以刺激相对应的经络和穴位，缓解身体不适。

　　有了身体这个好医生，我们无须记住太多细节，但记忆脚部分区也有助于我们缩小寻找痛点的范围。

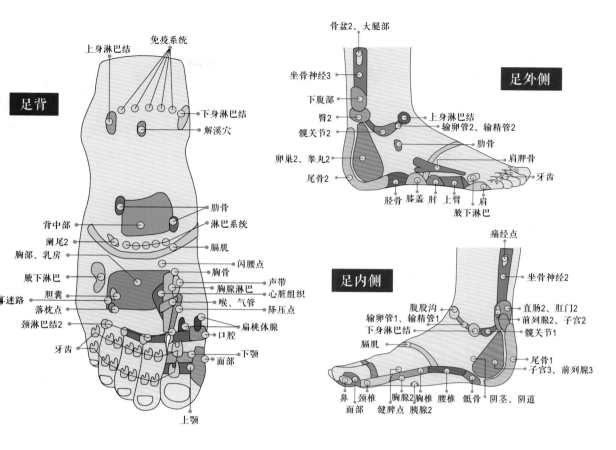

足背

免疫系统
上身淋巴结
下身淋巴结
解溪穴
肋骨
淋巴系统
背中部
阑尾2
膈肌
胸部、乳房
闪腰点
胸骨
腋下淋巴
声带
迷路
胸腺淋巴
心脏组织
胆囊
喉、气管
降压点
落枕点
颈淋巴结2
扁桃体腺
牙齿
口腔
下颚
面部
上颚

足外侧

骨盆2、大腿部
坐骨神经3
下腹部
臀2
髋关节2
上身淋巴结
输卵管2、输精管2
肋骨
肩胛骨
牙齿
卵巢2、睾丸2
尾骨2
胫骨 膝盖 肘 上臂 肩
腋下淋巴

足内侧

痛经点
坐骨神经2
腹股沟
直肠2、肛门2
输卵管1、输精管1
前列腺2、子宫2
下身淋巴结
髋关节1
膈肌
尾骨1
子宫3、前列腺3
鼻 颈椎 胸腺2 胸椎 腰椎 骶骨 阴茎、阴道
面部 健脾点 胰腺2

上图是脚背和脚侧面及它们分别对应的脏腑。

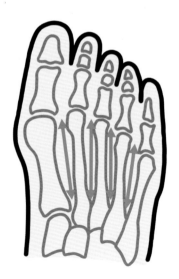

注意：上图在本书中会反复出现，对应治疗多种病症，它是王牌中的王牌。

上卷 外治法剑诀27式

上图是人的脚背，骨头中间有缝，图中以四条红线标示。大家可以用经络梳的一颗球或拨筋棒来按压这几条缝。这是骨头跟骨头之间的缝，共有 4 条。这 4 条缝对应很多痛症，包括痛经、头痛、肩颈痛。这 4 条缝十分重要，我们要深刻记忆。很多医生光在脚背做按推就能缓解患者不少疼痛了。

一般而言，大家会觉得这 4 条缝里最痛的位置是骨头和骨头相接的地方，但其实整条缝都可能存在痛点。我们要找到痛点，按压并松解它。大家用拨筋棒按完痛点之后，最好用手掌把脚背稍微搓一搓，让脚背和缓一下。

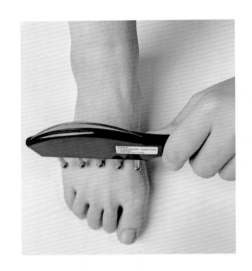

此脚背 4 条缝的按推图运用广泛，在本书中多次出现，因此，大家对这几个位置要特别牢记。

本书外治法的内容较为广泛，我一般会提炼重点，便于大家学习。如果我讲得太复杂，大家使用时恐怕一时想不起来，翻书也找不到重点。所以，大家只需要牢记我讲的重点即可。重申重点，上述脚背的 4 条缝，运用场合很多，大家一定要记住。

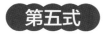

第五式

头面五官问题一——眼睛的问题

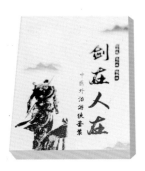

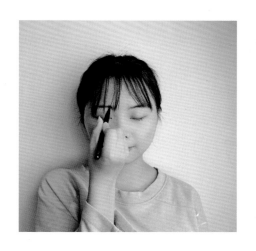 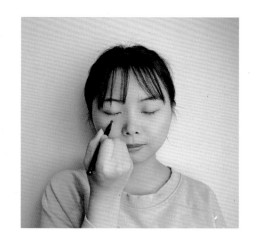

　　从第 5 式开始，我们讲解个别问题的处理方法，这里先跟大家讲讲五官中眼睛问题的处理。

　　用外治法治疗眼疾有两大重点，大家把握好这两大重点，可以解决视力模糊、视物不清或眼睛酸涩等问题。

第一，眼眶。

眼睛旁边有各种穴位
沿眼眶做按摩可以解决各种眼睛问题

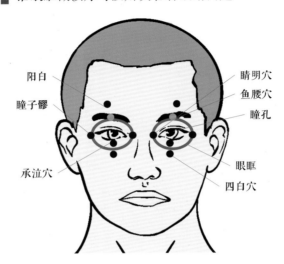

眼睛周围有阳白、瞳子髎、承泣、四白、鱼腰、睛明等很多正经的穴位。

中医有一套眼针理论，通过针刺眼眶可以治疗对应的身体脏腑病变。大家可以学习这套眼针理论，但我认为最快的方式是让身体这个老师来告诉我们哪里不舒服。用外治法治病有一个特点，就是找到身体某处不舒服相对应的痛点，这个点平时不痛，但身体不适时这个点会特别痛，这就是药王孙思邈所说的阿是穴，它会告诉大家哪里不舒服。此时，需要大家按压痛点，刺激它，不要手软。身体就是自己最好的医生。

我们用手在眼睛旁边摸，可以摸到骨头的边缘，围绕在眼睛旁形成一个眶，这就叫眼眶。我们按压眼眶时，可以用点穴棒的小头顺着眼眶的方向磨一磨，当碰到某一个点以后，停在那里，然后沿着眼眶的方向来回动一下，大家会发现有些点没什么感觉，有些点感觉很痛。感到痛的地方，就是与你眼睛问题有关系的地方。

如果觉得太痛了，可以改用点穴棒的大头按压，压强变小，痛感也会缓解。但就治疗效果而言，还是精准松解开痛点更为有效。

治疗时，不妨尝试两个眼睛都磨一圈，找到有痛点的地方多按几下，这会很有帮助。如下图，用点穴棒按摩眼眶。

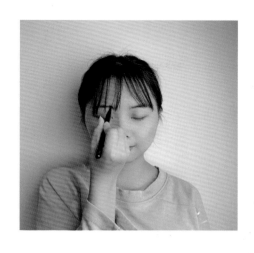 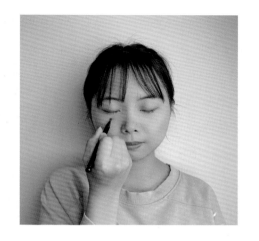

按摩眼眶区域可以解决眼睛的各种问题，不管西医的病名是什么，只要患者视物不清、常流眼泪、眼睛干燥、眼睛酸涩等，对于这些直接表现出来关于眼睛的症状，即可在眼眶区域找到痛点，通过按压痛点就能舒缓这些症状。

作用于眼眶，这是处理眼睛问题的第一招。现代发展出来的眼针疗法，其原理与我们讲的外治法一致，所不同在于眼针会偏重于针刺。相对于眼针的高门槛，我们用点穴棒做按压，门槛低，且能一天多次。坚持每天如此，效果比眼针强。

第二，头皮质反射区的视区。

讲到头皮质反射区，又需要用到经络梳了。

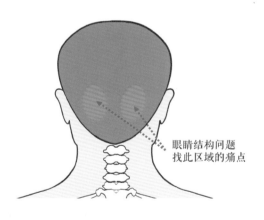

眼睛结构问题
找此区域的痛点

有一些眼睛的问题是物理性的，比如眼睑下垂、眼睛酸涩、眼睛痛，这些情况可以通过视区来治疗。视区在我们头的正后方，即图中区块位置。记住重点，眼睛结构的问题，就要找视区。

定位方式很简单，用经络梳从眼睛的正后方慢慢地往下找痛点，找到痛点多按几次，两边都一样。

梳的时候要注意，千万不要刷一下就梳过去，因为这样可能找不到痛点。大家要慢慢地，一小步一小步地去磨，还可以左右动一下，一边磨一边换位置。再次强调，速度要慢，而且按到底后可以再来一次，换不同的位置按。按到痛点时，身体会有明显的回应。

我曾经有位患者眼睑下垂，他自己在家慢慢按视区，眼皮就慢慢抬上来了。

很多医生做头针时，遇到眼睛有问题的患者就让他们通通坐一排，在他们的头后面按，按到哪边痛，就一针扎上去，再留针一段时间，效果非常好。

视区这个地方非常适合经络梳，按揉视区就是典型的梳头的动作，做起来也轻松。我们一天按好几次，经常按压，能缓解眼睛很多问题。

我们跟大家讲解了两个处理眼睛问题的方法，一是按压眼眶，二是按压视区。大家要掌握这两个方法，对解决眼睛相关的问题很有用。

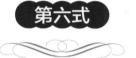

第六式

头面五官问题二——头痛

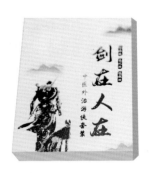

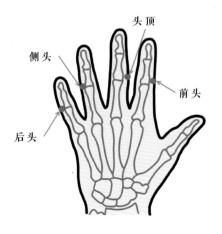

头顶

侧头

前头

后头

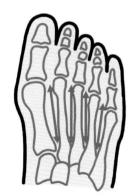

在脚掌上这些位置找痛点按

　　外治法剑诀27式的第6式是头面五官问题之头痛问题的处理。这个问题非常令人头痛，我们一起来探讨这个令人"头痛"的问题吧！

　　现代医学定义的头痛是一种在头、颈或肩膀以上部位发生的局部疼痛。大部分的人都有过头痛的经验，通常休息一下就缓过去了。有的人经常头痛，逐渐变成慢性头痛，会对生活造成影响，甚至对人际关系和工作都会造成影响，甚至因此形成忧郁症。

国际头痛协会使用了一个阶层式分类系统——国际头痛疾病分类（ICHD）来区分头痛种类，在第一层里就将头痛分成了十四个类别。这些头痛种类中有常见和不常见的。在本书中，我帮大家挑出几种最常见的头痛，用远取穴和近取穴的外治法来对治。

1. 紧缩型头痛

此症状表现为太阳穴或后头部等有肌肉的位置头痛，它的痛感是有紧绷的感觉，像孙悟空被金箍咒套住头一样，有时候也会伴有颈部的不适感。紧缩型头痛的发作时间通常在下午，是现代人最常见的一种头痛。这非常适合用近取穴的外治法来做治疗。

2. 偏头痛

此症状表现为头的一侧抽痛，有时候在头痛发生前会有眼花的现象。医学上所说的偏头痛是指一种很特殊的症状，而头的一侧抽痛只是它的其中一个特征。它会像血管搏动似的规律性头痛，痛通常在头的一侧，偶尔出现在两侧、前额、头顶、后头部、眼眶后方等部位。此外，患者可能会有恶心、呕吐、怕光、怕吵的症状。这非常适合用远取穴来做外治法治疗，比方说按压足背部的痛点来缓解。

3. 丛发性头痛

此症状表现为单侧眼窝和眼眶周围剧痛，并伴随眼睛红、流眼泪、流鼻水、脸部肿胀、脸部冒汗、瞳孔收缩、眼皮下垂等。它的特点是发作呈周期性，通常在每年十二月到三月之间，每天的同一时间把患者痛醒，时常是在睡觉时。患者以男性为主，男性患者比女性患者多了约四倍。丛发性头痛比较少见，也很容易跟偏头痛搞混，所以我们特别列出，供大家甄别。此种头痛非常适合用远取穴配合面部近取穴做外治法治疗。

如果大家有头痛问题，平时应当养成良好的生活习惯，不酗酒，保持充足睡眠，心情舒畅，学会处理并排解压力。这些对改善头痛都会有所帮助。

中医认为，头痛是一个很常见的症状，原因众多，包括六邪外袭、气血运行受阻、身体内伤、久病后气血不足；或是有痰饮、血瘀等都会导致头痛。

★ 治疗头痛的手足穴位 ★

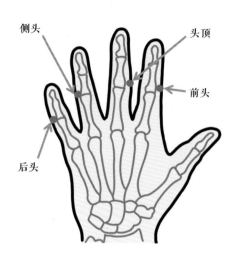

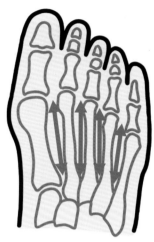

在脚掌上这些位置找痛点按

上两张图是我们用外治法治疗头痛的重点。

左图是手穴的运用，从中可看到四个点，左右手共八点。这些点是食指到小指的第一指关节（近位指骨间关节）的外侧（以手的正中线来看），从食指到小指，依序治疗前头痛、头顶痛、侧头痛、后头痛。头痛的穴位治疗也划分区域，前额部分是前头痛，头顶部分是头顶痛，两侧是偏头痛，后脑勺部分是后头痛，所以治疗的穴位也不尽相同。

中医有关于头痛的专业名词，后头痛叫作太阳头痛，头顶痛叫作厥阴头痛，侧头痛叫作少阴头痛，前头痛叫作阳明头痛。但大家无须关注这些专业名词，只需记住头痛部位和手对应的点位就行了。

头痛的手穴比较特殊，我们不用工具找，而是用指甲去找和捏。一般来说，左手对应右头，右手对应左头。但实际操作时，我们两只手都试试，有时候同侧点位也有反应。

有人可能会觉得用指甲掐会很痛，但韩国针灸师对治头痛是用针扎进这些穴位，然后再转一转针做做手法，这样头痛可以立止，大家想想扎针的刺激性有多强。所以我们用外治法，需要用力用指甲掐，刺激稍微强一些，这样才能缓解头痛。

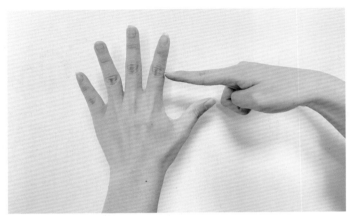

头痛点要用指甲来压才有效力

我们先记住这四个穴位在四根手指头的外侧，再通过一个动作记住哪根手指对应哪个部位的头痛，动作如下：

1. 我们用双手抱着头，表现出"头好痛"的动作。

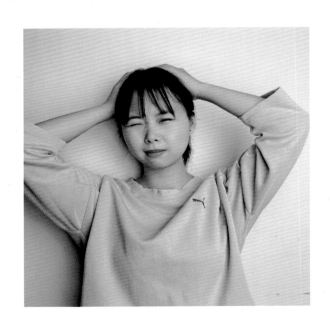

2. 想要头不痛，就把双手翻过来，变成掌心朝外。

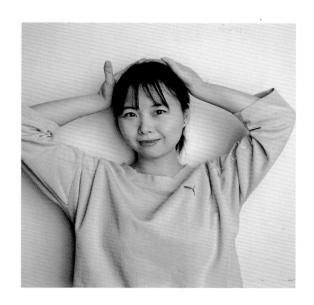

3. 这时，食指在最前面，所以是对应前头；小指在最后面，所以是对应后头；中指最高，所以是对应头顶；剩下的无名指，就是对应侧头。

很多人头痛时，按了头痛手上的穴位点后，头痛就好像"融化"了一样，效果非常好。尤其是头刚痛时，经常是马上按马上好。但是也有人的头痛非常顽固，光按压手穴按不好，这时就要用到前文说的脚上的 4 条缝了。在脚的 4 条缝上找痛点，无须分什么部位的头痛，直接按压痛点即可缓解。

我在临床上曾遇到严重偏头痛的患者，按压和针刺手穴都没有效果，最后按压脚背痛点，按完后头痛立止，所以按压脚可能比手的效果好。

我们可以把经络梳的一颗球翘起来按压脚，但用拨筋棒就更顺手好用了。若不怕痛，就用小头，比较怕痛的话，就用大头。

虽然脚是按压重点，但却比较不方便，尤其是在公共场合脱鞋子不方便，手更便于按压，所以能通过按压手解决问题的就按压手，解决不了的再考虑脚。

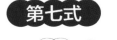

第七式

头面五官问题三——鼻塞

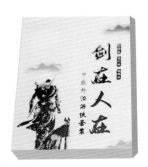

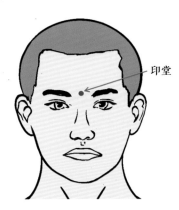

印堂

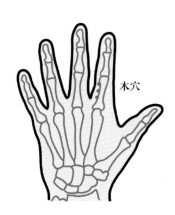

木穴

外治法剑诀 27 式的第 7 式是处理头面五官病症之一——鼻塞。

鼻塞就是鼻子呼吸不畅，就像水管被堵住一样。现代医学认为，鼻塞是由鼻腔黏膜发生肿胀造成的，有时会伴随分泌鼻涕、鼻水等分泌物。但鼻塞也可以没有鼻涕或鼻水。

鼻塞的主要成因是病毒或细菌感染，例如感冒、鼻窦炎等。此外，常见的过敏性鼻炎也会有鼻塞的症状。过敏性鼻炎是鼻黏膜因为过敏而引起的炎症反应。过敏指的是身体对某些物质产生的过度反应。在发达国家，大约 20% 的人有过敏性鼻炎，其中最常见于 20 ～ 40 岁的人群。过敏性鼻炎的过敏原有很多，包括尘螨、霉菌、动物皮毛、花粉、棉絮、空气污染物质、化学物质（例如香水）等。季节转换时的温度变化也会引起过敏性鼻炎。其中由花粉所引起的过敏性鼻炎，就是大家俗称的花粉热。

鼻塞不仅会影响呼吸，还会造成食欲减低和睡眠质量下降，甚至有的患者只能一直用嘴呼吸，尤其是晚上睡觉的时候。所以鼻塞是困扰很多人的问题。

中医外治法如何对治鼻塞呢？

我们可以用点穴棒按压几个穴位，同样的，不耐痛就用大头，耐痛就用小头，我建议用点穴棒的小头按压，力道更强效果更好。

第一个穴位是迎香穴，位于鼻翼旁边大概 5 分的位置，左右两穴。做法是用点穴棒上下按，按的时候慢慢往上一直按到睛明穴。

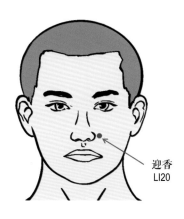

迎香
LI20

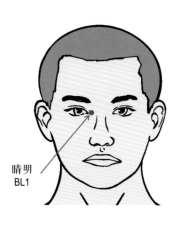

睛明
BL1

第二个穴位是印堂，位于两眉之间，做法是用点穴棒上下按，因为这个地方比较痛，所以可以用大头那一端按压。

第三个穴位是木穴，木穴是董氏奇穴中治鼻塞的穴位。食指掌面第一指节正中央偏尺侧，将第一指节内侧平均分成四等份，取其中间三点，就是木穴。这个位置很小，得用点穴棒的小头才能按到，按的时候可以沿着骨边上下按。

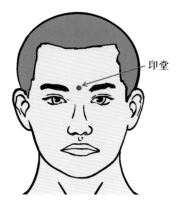

印堂

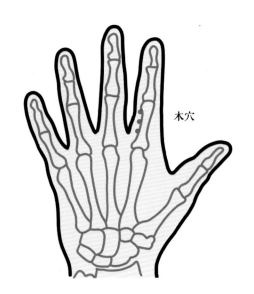

木穴

[穴位] 木穴。

[位置] 手掌面食指第一节正中央内侧三分处、中央内侧三分下二分半处、中央内侧三分上二分半处，共三穴。

[方法] 针深二分至三分。

一般来说，左边鼻塞按右手，右边鼻塞按左手，但两边都按也可以。外治法大多时候是用对侧，也就是左右互换，当然有时也是用同侧。判断用同侧还是对侧有点麻烦，所以我们可以两边都按，万无一失。

有人认为这三个穴位——迎香、印堂、木穴的按压效果不错，但我在临床上使用后觉得效果还是差了点。下面我跟大家介绍一招更有效的。

这招叫作中医鼻塞速通法。可能很多人知道鼻塞时可以侧躺，侧躺的时候，朝上一侧的鼻孔就会通，但可能会出现朝上一侧的鼻孔通了，另外一侧的鼻孔却塞起来的情况，令人十分困扰。中医鼻塞速通法就解决了这个问题，虽然也是侧躺，也是塞住的鼻孔那侧朝上，但我们会在侧躺时做一个动作让鼻孔迅速通畅，使另外一侧的鼻孔还没塞起来，鼻塞侧的鼻孔就已经通了。这时候只要身体翻正或者站起来，两个鼻孔就都能保持通畅。

★ 中医鼻塞速通法 ★

步骤一

侧躺，用枕头。鼻塞的一侧身体朝上。

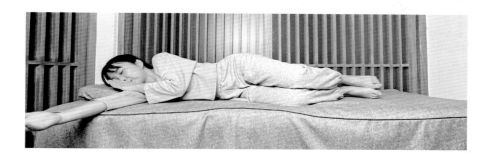

步骤二

脚略向上弓，按压腘横纹中央的委中穴。

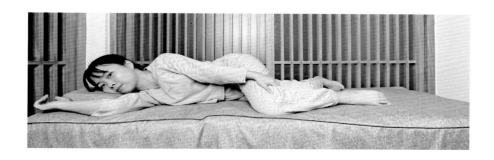

步骤三

用力呼吸，鼻子立通。

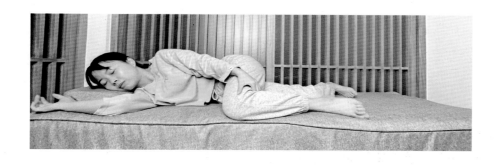

步骤四

转正躺，确定鼻子已通。

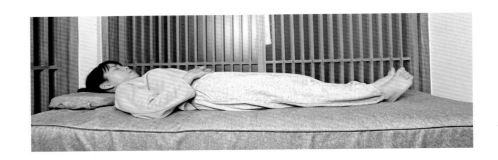

步骤五

通了就可以起身。

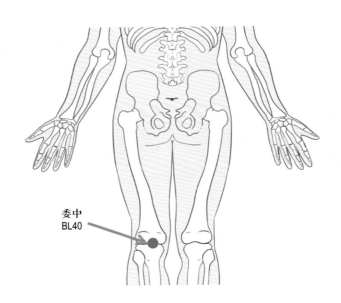

委中
BL40

［穴位］委中。

［位置］在腘横纹中点，当股二头肌腱与半腱肌肌腱的中间。

［方法］直刺 1 ～ 1.5 寸，或用三棱针点刺腘静脉出血。

委中穴在腘横纹的中间，它是膀胱经的穴位，膀胱经最后会走到睛明穴。前文按压迎香也是一路按到睛明穴。所以当大家按委中进而刺激到睛明穴时，就会"啵"一声，感觉鼻子通畅了，速度很快。这时用力呼吸就没啥问题了。这个方法通鼻塞的时间大概在一分钟。确定鼻子通畅后，转正躺，如果此时是晚上睡眠时间，那就继续睡觉。如果是白天，那就起身。

如果鼻子两边都塞，那就把塞得比较严重的那一侧朝上。

如果不按委中穴，鼻孔会通得比较慢，当上侧通了，下侧就已塞住，所以我们按压委中穴来加快通畅的速度。

我有一个患者跟我说，他长到 14 岁，天天被鼻塞所困扰，用了这个鼻塞速通法之后，他发现他的人生都变了，他只要找个地方躺下来，按一下委中，鼻孔就马上通畅了。从此他很有自信治好自己的鼻塞。

如果鼻塞太严重，考虑有鼻息肉，此时应该找专业的中医师帮助，设法用中药去除鼻息肉。如果只是感冒、流鼻涕、鼻塞，那鼻塞速通法收效甚速。

这个鼻塞速通法在《中医超级儿童私房课》这本书里也着重讲过，大人跟小孩的问题解决方式有很多异曲同工之处。如果大家对小孩子的常见健康问题感兴趣，可以配合大医小课公众号里的网课一起学习。

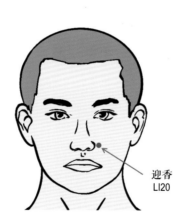

迎香
LI20

［穴位］迎香。

［位置］面部，鼻翼外缘中点旁鼻唇沟中凹陷处。《针灸甲乙经》："在禾髎上，鼻下孔旁"；《铜人腧穴针灸图经》："鼻孔旁五分"；《千金要方》："禾髎上一寸"；《针方六集》："当约口纹"。

［方法］直刺 0.2 ～ 0.3 寸；沿鼻根向内上方横刺 0.3 ～ 0.5 寸；或沿皮向四白方向横透。禁直接灸。

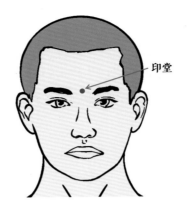

印堂

［穴位］印堂。

［位置］在额部，当两眉头连线的中点。

［方法］平刺 0.3 ～ 0.5 寸；可灸。

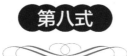

头面五官问题四——耳朵听力问题

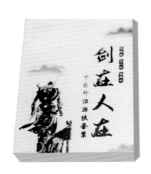

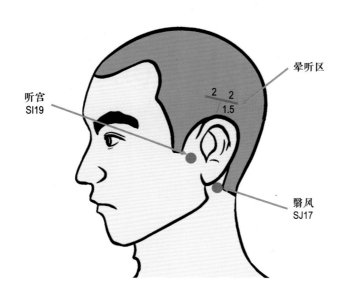

听宫
SI19

晕听区

2   2
1.5

翳风
SJ17

外治法剑诀 27 式的第 8 式是头面五官问题之耳朵听力问题。耳朵听力问题主要有耳鸣、耳朵痛，以及听力下降、耳聋等。

耳鸣是指外在环境没有声音，但自己却感觉一直听到声音的症状。耳鸣的常见原因有中耳炎、高血压、梅尼埃病、更年期综合征、精神压力、外耳道阻塞、头部创伤等。现代医学对耳鸣的神经机制仍不完全清楚。

如果除了耳鸣，还伴有些其他症状，有可能是某些重大疾病的表现。譬如，脑瘤可能会有耳鸣、恶心想吐、四肢麻等症状；脑出血可能会有耳鸣、剧烈头痛、眩晕等症状。如果有上述情况，请尽快找医师进行诊断治疗。

耳朵痛也是一种常见的问题，引起耳朵痛的主要原因是发炎，包括急性中耳炎和外耳道炎。除此之外，因为耳朵的感觉神经很丰富，所以耳朵痛也有可能是邻近器官的疾病产生的反射性耳痛。

耳聋，尤其是暴聋，若遇见这种情况不要急着放弃，虽然天生听不见的情况确实比较难治，但如果是突然听不见的情况，我们还是有方法救治的。

遇到耳朵问题，大部分医生都用药，通常用一些补肾的药，因为肾开窍在耳。但我们不要忘记外治法的使用，它的力量未必比用药或用针差。

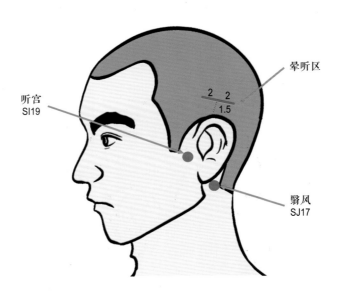

从上图可知，耳朵附近有两个正经的穴位和一个头针的区域——听宫、翳风、晕听区。

1. 听宫

听宫位于耳朵开口的前面，我们可以用拨筋棒或经络梳的第一颗球，在它上面做按摩，放松听宫穴。

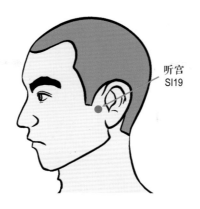

[穴位] 听宫。

[位置] 在面部，耳屏前，下颌骨髁状突的后方，张口时呈凹陷处。

[方法] 张口，直刺 1 ～ 1.5 寸。

2. 翳风

要找到翳风穴，必须把耳朵拉起来，平面图展示不清楚。把耳垂拉起来，底下有两个骨头，两个骨头中间有一条缝，往耳朵方向走到最里面，碰到耳朵的地方就是翳风穴。

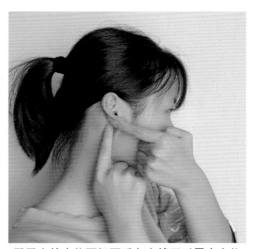

翳风穴的定位要把耳垂向上拨开以露出穴位

我们同样用拨筋棒在它上面拨一拨，把它拨松。经络梳在翳风穴区域不好用，但用拨筋棒就可以轻松按压到穴位。

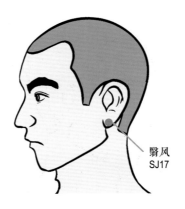

翳风
SJ17

［穴位］翳风。

［位置］耳垂后耳根部，颞骨乳突与下颌骨下颌支后缘间凹陷处。《针灸甲乙经》："在耳后陷者中，按之引耳中"；《针灸集成》："在耳根部，距耳五分"。

［方法］向上角或对侧内眼角方向刺入 1～1.5 寸；如治聋可向内上方刺入；治哑可向内下方刺入；治面瘫时还可向下颌骨前面的上下方透刺。不用瘢痕灸，艾条温灸 5～15 分钟即可。

翳风和听宫最常用于解决听力和耳鸣问题，效果很好。

3. 晕听区

晕听区在耳朵正上方，即耳郭最上缘再往上一点约 1.5 厘米，再前后旁开 2 厘米，总长 4 厘米的线。晕听区是现代头针中负责晕眩或听力问题的区域。用经络梳刺激这个区域的痛点，疗效甚佳。

以上是解决听力和耳鸣问题最好用的几个近取穴位，请大家牢记于心。

当我们遇到复杂问题时，不要慌张，静下心来思考一下。有时候先使用外治法能收获不小的惊喜，且即使是用药用针后，用外治法也一样能起到加强疗效的作用。

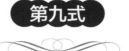

第九式

头面五官问题五——牙痛

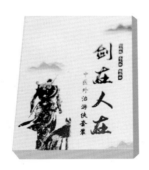

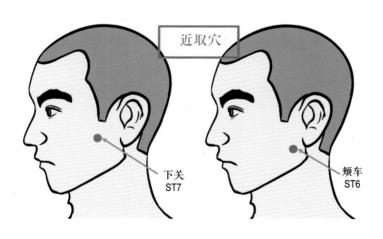

近取穴

下关
ST7

颊车
ST6

　　外治法剑诀27式的第9式是牙痛的问题。有句古话说得好："牙疼不是病，疼起来要人命。"牙痛不是什么重症，但真正痛起来真的很要命，真正的牙痛令人很难忍受。

　　牙痛最常见的原因是蛀牙，是由于食物的残渣留在牙齿上导致细菌滋生，进而侵蚀牙齿所引起的。一开始，我们可能只感觉牙齿敏感，但当它继续恶化就会造成齿髓发炎、疼痛加剧。另外，像牙周病、牙龈发炎、牙龈萎缩化脓等都会引起牙痛。拔牙后的疼痛也算牙痛的一种。

因此，我们要预防蛀牙，保持牙齿和牙龈健康，平时要养成良好的刷牙习惯，并且控制糖分的摄取，吃饭时尽量细嚼慢咽以促进唾液的分泌。

遇到牙痛的问题，除了可以用药和针灸治疗外，外治法的治疗效果也很好。现在我将跟大家分享牙痛的外治法。

牙痛外治法分成两部分，一是近取穴，二是远取穴。

近取穴就是在牙齿附近取穴，可以用下关和颊车。这两个穴位都在脸上，是胃经的穴位。

◆先用近取穴，再用远端穴

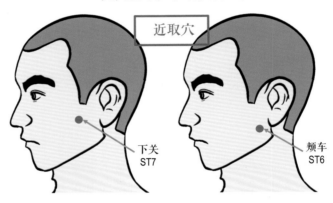

近取穴

下关
ST7

颊车
ST6

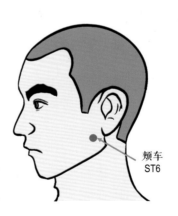

颊车
ST6

［穴位］颊车。

［位置］面颊部，下颌角前上方约一横指（中指）咬肌中，按压时有凹陷处。《针灸甲乙经》："在耳下曲颊端陷者中，开口有孔"；《针灸资生经》引《千金要方》："在耳下八分，小近前"。

［方法］直刺 0.3～0.5 寸，或沿皮向前（地仓）透刺 1～2 寸。

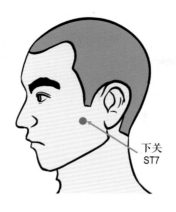

下关
ST7

［穴位］下关。

［位置］面部耳前方，颧弓与下颌切迹所形成的凹陷中。张口时下颌骨髁状突前移，凹陷即消失。《针灸甲乙经》："在客主人下，耳前动脉下空下廉，合口有孔，张口即闭。"

［方法］直刺或向耳侧斜刺0.5～1.5寸。不灸。

我们可以用点穴棒按下关穴和颊车穴，动作宜轻，怕痛的人就用大头的那端。拨的时候，不是左右拨，也不是上下拨，而是在脸上画圈圈。画圈的时候，会促使我们的气血逐渐通畅，而且会在淋巴系统产生毛细现象，帮助淋巴液回流，这样做尤其对肿胀很有帮助。

如果怕痛，可以先用比较轻的力气，做完后动一动，发现有所好转后再逐渐加力。

先用近取穴，再用远取穴。远取所用的远端穴指的是手和脚上的穴位。

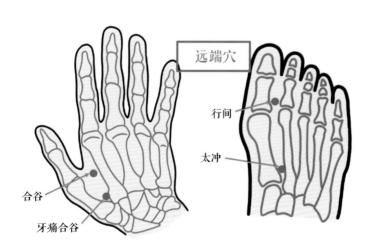

远端穴

行间

太冲

合谷

牙痛合谷

手上虎口的合谷穴很有名，很多人误以为合谷是在骨头交接处（上图中牙痛合谷的位置），其实合谷穴是位于牙痛合谷再往上一点的位置，也就是在第二掌骨中点的旁边，这才是真正的合谷穴。至于两骨头交接处的那个穴位是牙痛合谷，也有人称作泽田合谷。所以牙痛时，我们要找虎口这一区域，可以按合谷，但最重要的是按牙痛合谷。这个位置按下去非常痛，不过效果不错。一般来说，是按对侧的手，就是右边痛按左边，左边痛按右边。如果不知道按哪边，就两边都按。

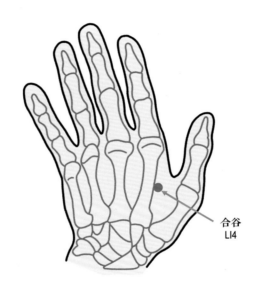

合谷
LI4

［穴位］合谷。

［位置］手背第 1 ～ 2 掌骨间，第 2 掌骨桡侧的中点处。《灵枢·本输》："在大指歧骨之间"；《针灸甲乙经》："在手大指、次指间"。《千金翼方》："在虎口后纵纹头，立指取之宛宛中。"《循经考穴编》："宜并二指，取纹尽高肉上，须捏拳下针。"《动功按摩秘诀》："在大指次节，歧骨肉尖上。"即拇、食两指并合时，虎口部隆起最高处。或以一手拇指指面的远侧指横纹叠合于另一手虎口部的指蹼缘上，屈拇指时当拇指指端所止处。

［方法］手呈半握拳状，直刺或稍向上方斜刺 0.5 ～ 1 寸，或向掌骨下小指侧深透。应注意防止刺伤动脉，深透时更须防止刺及掌深动脉弓，以免引起出血。如刺破背侧浅筋膜内的头静脉属支，可在浅筋膜内形成血肿。若损伤桡动脉或拇主要动脉，则可引起第一背侧骨间肌或拇内收肌挛缩而致畸形。不宜作穴位

注射，尤其是刺激性较强的药液，即使剂量不大，也能引起化学性炎性反应，局部渗出、出血，导致局限性肌内压力增高，肌纤维坏死，肌纤维化，形成挛缩。浅者可引起第一背侧骨间肌挛缩，深者可引起拇收肌挛缩，或两肌同受累。注射于桡动脉或拇主要动脉周围者，可引起动脉痉挛和动脉炎，使拇内收肌和第一背侧骨间肌发生缺血性挛缩。

我们还可以按压脚上的太冲穴和行间穴，重点在于行间穴。行间穴在大拇趾与第二趾中间连接的地方，太冲穴在两个脚掌骨合起来的地方，从太冲往前到脚趾边，就是行间穴。

治牙痛最关键的穴是行间穴。手上的近取穴效果不错，但脚上穴位效果更强，行间穴效果尤其好。

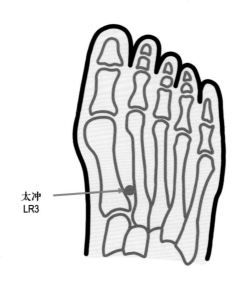

太冲
LR3

［穴位］太冲。

［位置］足背第 1 ～ 2 跖骨间隙的后方凹陷处。当行间后二寸。《灵枢·本输》："行间上二寸陷者之中也"；《针灸甲乙经》："在足大指本节后二寸，或曰一寸五分陷者中"。

［方法］直刺 0.5 ～ 0.8 寸；可灸。

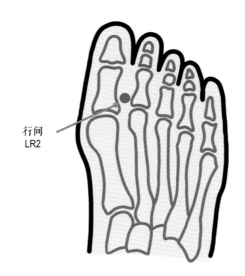

行间
LR2

［穴位］行间。

［位置］足背第一、二趾趾蹼缘后方赤白肉际处。《灵枢·本输》："足大指间也"；《针灸甲乙经》补充："动脉（应手）陷者中"；《针灸集成》："大指、次指合缝后五分"。

［方法］针尖略向上斜刺 0.5 ～ 1 寸。艾炷灸 3 ～ 5 壮，艾条温灸 5 ～ 10分钟。

最后再补充一个小方法，如果家中有中药细辛，可以把细辛揉成一个团咬着，这样牙痛也能很快缓解，因为细辛有麻痹作用。但普通人家中很少备有细辛，所以没有细辛时，就用外治法试试。

很多人看完牙医，拔牙或植牙后，找中医治疗牙痛问题。一般医生是给患者扎针，牙痛很快得到缓解。但是大家用外治法自己搞，效果未必比针灸差。因为外治法一天可以做多次，针灸很久才能做一次。另外的重点是外治法是免费的。

如果大家对本书中所讲的穴位定位不是很清晰，可以查看我们问止中医出品的"问止针灸穴位"微信小程序。这款小程序里有疾病和穴位的对应关系，以及穴位的图片和定位。图文并茂，易学易懂，可以辅助大家定穴。

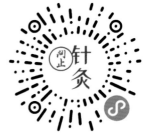

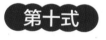

第十式

上肢问题——肩痛

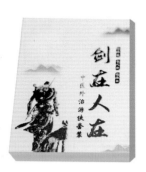

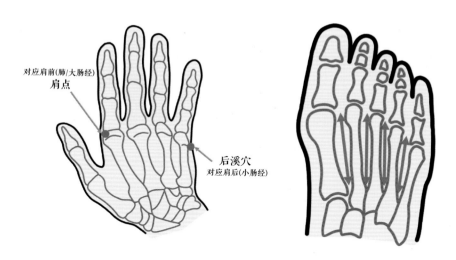

对应肩前(肺/大肠经)
肩点

后溪穴
对应肩后(小肠经)

外治法剑诀27式的第10式是治疗上肢的肩痛问题。肩膀痛是现代人的常见问题，因为现代人长时间坐在计算机面前，这种姿势对肩膀周边肌肉（例如斜方肌）造成很大负担。而且，一般人对自己的姿势也不太注意，常有姿势不良的情况发生，再加上工作或生活上的精神压力使得肌肉紧绷，血液循环不良，导致肩膀酸痛更为严重。

此外，其他疾病也可能导致肩痛，比如心脏病、高血压、更年期综合征等。

中医外治法也有几个方式可以有效治疗肩痛。

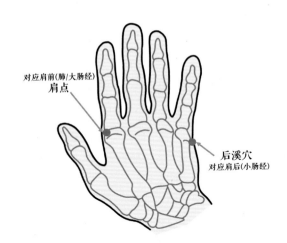

对应肩前(肺/大肠经)
肩点

后溪穴
对应肩后(小肠经)

　　第一个是肩点，位于手上。肩点对应的是肩前，即肩膀的前面，也就是肺经与大肠经循行的位置。肩点在食指的掌指关节外侧边，按压时要从侧边按。一般我们用拨筋棒按压，如果大家觉得拨筋棒力度不够，也可以改用指甲按压。

　　第二个是后溪穴，它的位置正好与肩点相反，位于小指掌骨靠掌指关节处的外侧，位置比肩点低一点。我建议大家用点穴棒按压后溪穴，刺激较大。

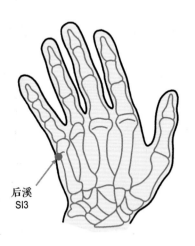

后溪
SI3

　　[穴位] 后溪。

　　[位置] 在手掌尺侧，微握拳，当小指本节（第5指掌关节）后的远侧掌横纹头赤白肉际处。

　　[方法] 直刺0.5～1寸。

我们可以一边按压这两穴，一边动肩膀，这样肩膀会感觉放松些。

肩点不叫肩穴，因为它是一个奇穴、特殊穴，不是传统十四正经上面的穴位，这种就一般称为"点"。所以当大家看到穴位名为某某点的，一般指的就是经外奇穴、特殊穴。

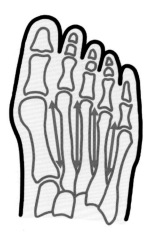

在脚掌上这些位置找痛点按

第三个方法又要讲到我们很熟悉的一张图了。前文说过，对于很多疼痛，我们都可以在脚背的缝找到对应痛点，所以此图会多次出现。

按推脚背上的这些位置，无论是对治肩痛、颈痛、腹痛、痛经、上背痛、腰痛等皆有一定的帮助，这个方法是外治法的王牌。

肩痛时，我们可以自己在脚背的骨缝上按推，有时一按就缓解了，尤其是肩痛初期，按压脚缝能很快缓解疼痛。这个方法效果很好，大家要牢记于心。

第四个方法叫护肩三式，它是针对肩膀前面、上面、后面的三个招式，能够松开肩膀。如果大家有肩膀酸、肩膀紧、肩膀僵硬或肩膀痛的问题，每天做护肩三式，就能解决这些问题。

我父亲以前喜欢打网球，打完球后肩膀会痛，有点抬不起来。后来有人传授我父亲一个方法，据说是一位老先生在公园里教大家的，父亲半信半疑地去尝试，坚持一段时间后肩膀居然恢复了，还能继续打球。这说明此方法对肩膀大有裨益。护肩三式对预防并治疗肩周炎有很好的效果。

护肩三式，共有三个动作。

第一个动作

1.手背横纹上 4 个手指的位置,两骨中间是支沟穴,我们用另一只手按着它。

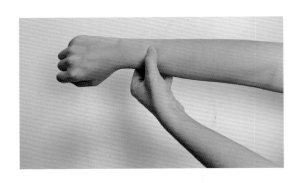

2.将被按着的手从外往里面拉,像在磨磨一样,画圈。

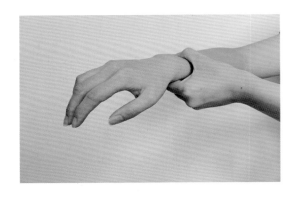

3.在手伸到最长的时候,稍微用力延伸一下往外拉,这一步很重要。

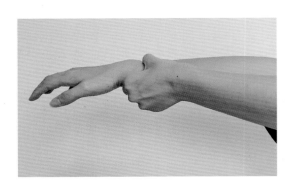

4. 这个动作大概做 30 秒，然后换手重复一次。

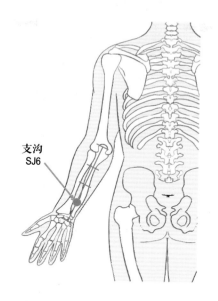

支沟
SJ6

［穴位］支沟。

［位置］前臂伸侧面腕背横纹后三寸，尺骨与桡骨之间，阳池与肘尖的连线处。《灵枢·本输》："上腕三寸，两骨之间陷者中也。"

［方法］直刺 0.5 ～ 1 寸。艾炷灸 3 ～ 5 壮，艾条温灸 5 ～ 15 分钟。

第二个动作

1. 拇指收进去合起来变成一个实拳，放在对侧腋下。

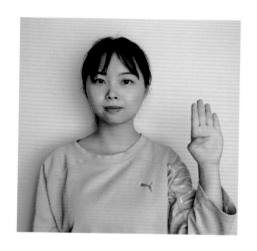

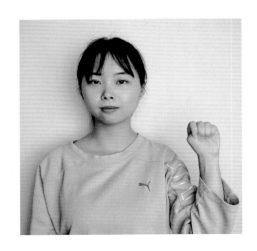

2. 拳眼贴着身体侧面，拳头不要被压扁，横着撑着。

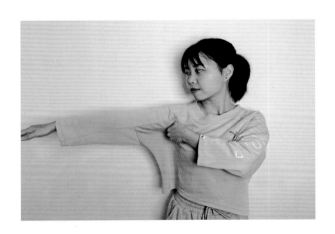

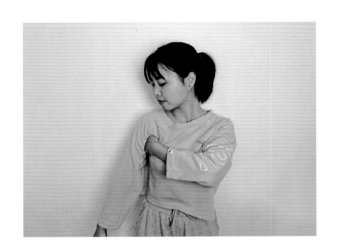

3. 上面的手臂往下压，放下来后掌心朝身体方向往上抬，再往外翻，画出个半圆形（肩膀会有被拉开的感觉）。

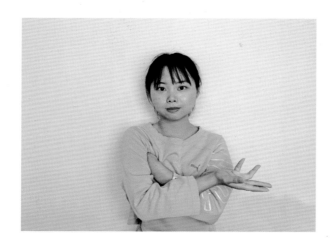

4. 换手再做一次。

第三个动作

1. 举起一只手，手臂横放在胸前。

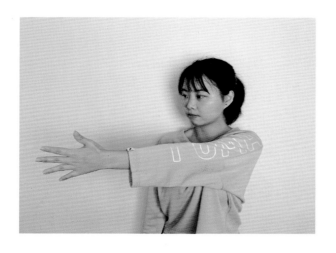

2. 用另外一只手的前臂对着横放那只手的手肘上端，往内压。肩膀会有被拉开的感觉。

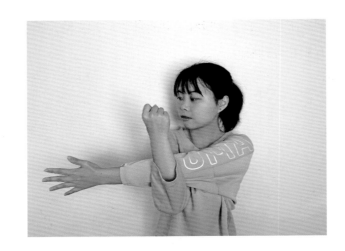

3. 换手做一次。

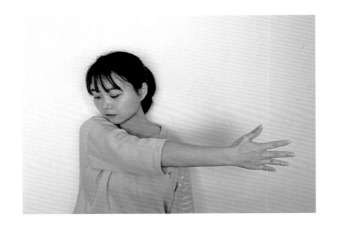

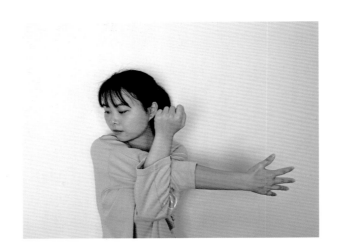

如果好好做以上三个动作，可以起到预防保健和治疗的作用，肩周炎也能好转。

护肩三式的三个动作都很简单，大家肩部不适时不妨每天做一做，不需要做很久，每天拉一拉，肩膀的问题就能得到解决。

如果看图文还是不太明白具体怎么做的话，也可以扫码观看我录制的护肩三式小视频。

第十一式

上肢问题二——手痛

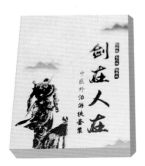

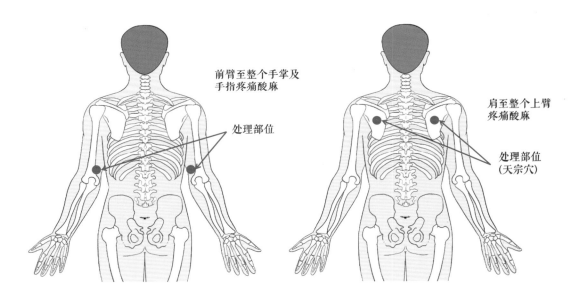

前臂至整个手掌及手指疼痛酸麻

处理部位

肩至整个上臂疼痛酸麻

处理部位（天宗穴）

外治法剑诀27式的第11式是对治手痛的问题。上文说到现代人因为长时间地坐在电脑前，非常容易得肩痛的毛病。其实除了肩痛，肩膀以下的上臂、手肘、前臂、手腕、手掌、手指都常有疼痛的问题。所以在这里跟大家讲讲如何对治手痛（包含了手指、手掌、手腕、前臂、手肘、上臂），不同的疼痛部位治疗手法有所差异，一起来看看吧！

★ 前臂到整个手掌及手指的疼痛酸麻 ★

从前臂到手指部分有任何酸麻疼痛的问题，我们都可以从尺骨鹰嘴的上端凹陷处下手（图中圆点处）。这个点位于尺骨鹰嘴上面一点，骨头的旁边，靠小指的一侧。

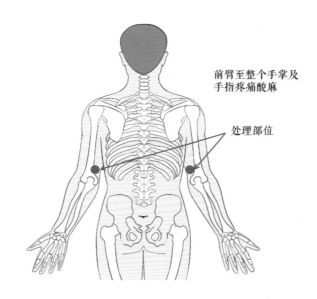

前臂至整个手掌及
手指疼痛酸麻

处理部位

我们可以用拨筋棒按推。但我们一定要注意按推的方向，不能左右拨这个点，左右拨没有什么效果，必须上下拨。上下拨时会非常痛，拨完后可以慢慢往上再找一找有没有其他痛点，有的话也按一下。

拨完后记得稍微揉一下，这时候我们能感到手部非常轻松，这个穴位点能缓解前臂到手指的酸麻疼痛问题。

★ 上臂到肩膀的疼痛酸麻 ★

上臂到肩膀也有个重点穴位——天宗穴，位于肩胛骨的正中心。

我们用手可以摸出肩胛骨的边缘，如果摸不到可以稍微动一动肩膀，找到肩胛骨的边缘后，其正中间的点就是天宗穴。我们可以用拨筋棒按压天宗穴。我们要注意拨动的方向，这里要求左右拨，不是上下拨。拨筋棒的小头拨这个穴位会很疼，所以可以用大头试试。拨完以后，我们再稍微按摩一下，就能感觉整个上臂的痛、酸、麻感有所缓解。

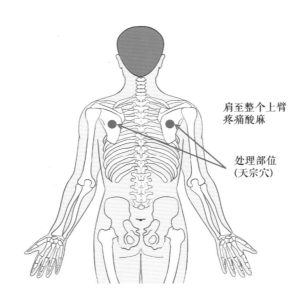

肩至整个上臂疼痛酸麻

处理部位（天宗穴）

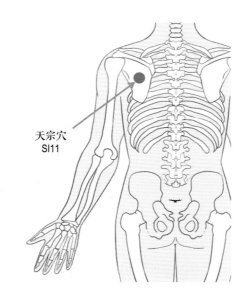

天宗穴
SI11

［穴位］天宗。

［位置］在肩胛部，当冈下窝中央凹陷处，与第4胸椎相平。

［方法］直刺或斜刺 0.5～1 寸。

肩膀痛很容易从肩膀一直痛到上臂。此时，我们可以做虚空转球运动来放松肌肉。

步骤一：想象前面的虚空中有一颗球，用双手抓住这颗球。

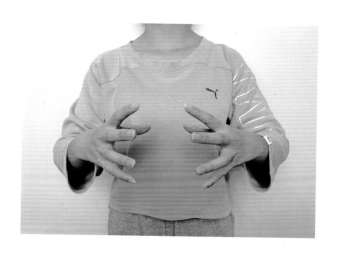

步骤二：双手以反方向来回旋转这个球。注意！是反方向，不要做成同方向。

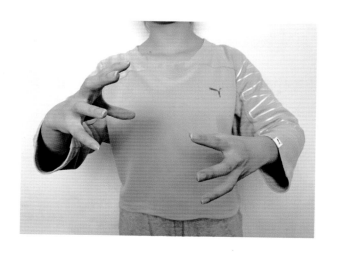

步骤三：转动过程中，转到底就顿一下。这时候大家会发现上臂肌肉会跟着动一下，这样能放松肌肉。

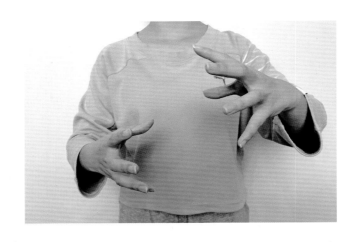

步骤四：在运动过程中，还可以一边把球变大缩小，一边旋转。就是把双手稍微拉开一点，再缩小一点。这样能刺激到的肌肉就会更多。

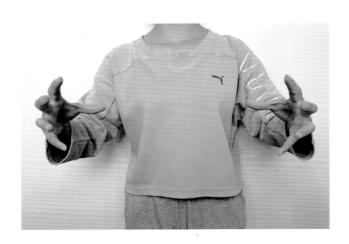

为防止图文还是不能清晰展示如何做这套动作，我同样录制了一期虚空转球运动小视频供大家学习。扫码即可以观看。

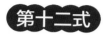

第十二式

下肢问题——膝痛

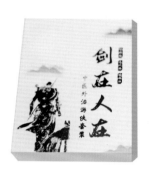

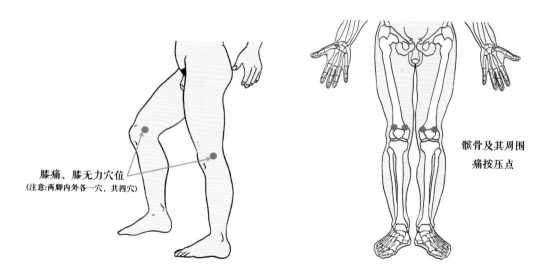

膝痛、膝无力穴位
(注意:两脚内外各一穴,共四穴)

髌骨及其周围
痛按压点

外治法剑诀 27 式的第 12 式是处理膝痛的问题。膝盖痛是困扰很多人的问题,尤其困扰老人家,膝盖痛起来走路都会非常艰难。

现代医学认为膝盖疼痛主要是由退化性关节炎所造成的。退化性关节炎是老化的现象之一,所以多数患者都是老年人。膝盖软骨作为膝关节大腿骨与小腿胫骨之间的缓冲垫,表面原本是光滑且柔软的。可随着年纪增长,膝盖软骨的表面渐渐变得粗糙，甚至会磨损引起膝关节发炎。如果膝盖软骨损伤持续恶化，最后可能会伤到骨头，那情况就更严重了。

曾有一次义诊后，很多老人家和社工留下来问我如何治疗膝盖痛，其中大部分人有走路腿脚酸、难以下蹲等问题。蹲不下去是膝盖退化的指标之一，如果脚并拢能蹲下去，那情况还不算严重。

我教过一些病患难以下蹲的外治法，有些人按了5分钟左右，就能当场下蹲了，这令他们感到非常惊讶。这一招是非常好的外治方法，我将在下文细细道来。

★ 膝盖痛第一招：对治腿酸、腿无力、蹲不下去 ★

首先，要找到一条腿的2个点，分别在膝盖的内侧和外侧，左右两条腿共有4个点，如下图所示：

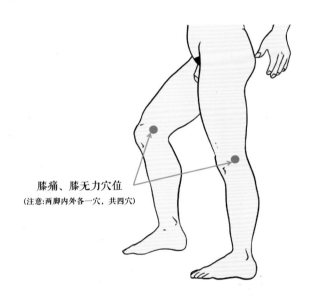

膝痛、膝无力穴位

(注意：两脚内外各一穴，共四穴)

寻找这个点，需要请患者用他自己的手抓住整个膝盖，中指的前端与髌骨的下缘相切，五指间的距离开到最大，用整个手包覆上去，此时，大拇指碰到的点就是内侧的点，小指碰到的点就是外侧的点，用此法定位内外侧两点。

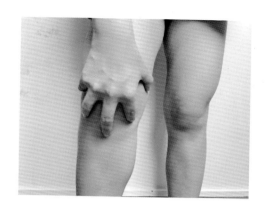 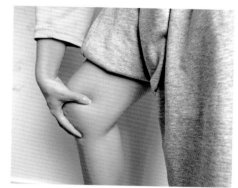

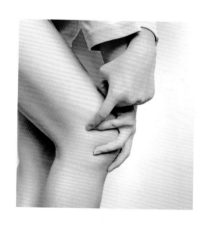 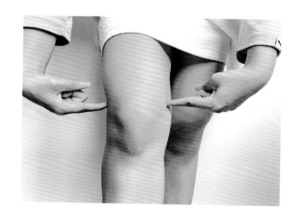

我们一定要注意，不是用医生的手去定位，而是用患者自己的手定位，因为医生与患者有体型差异，如果医生的手比较大，位置就会相差大，反之亦然。因此，用患者自己的手定的穴位才是最准的。

按推的时候要上下按，即与站立时的腿平行，不要左右按，那样效果不好。上下按时，痛感会特别明显。我们可以用拨筋棒按推，如果感觉太痛就不要用小头，改用大头。按完以后，我们可以感到整个腿变得很轻松，也能下蹲了。

这只是第一招，以下还有第二招。

★ 膝盖痛第二招：治髌骨痛 ★

第二招是用来对治髌骨及周围区域疼痛的，这时，我们要找的压痛点是髌骨的左右上缘。

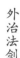

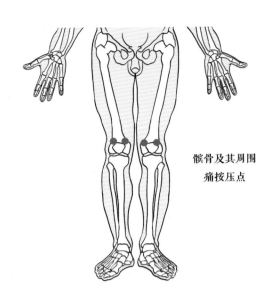

髌骨及其周围
痛按压点

　　我们可以用拨筋棒按推这两点，耐痛者则用小头。注意，拨动的方向是左右拨，即垂直于腿，而上文的第一招的波动方向是上下拨。拨大概 10 下到 20 下就可以了，不要超过 20 下，因为连续拨太久会导致皮下淤血。拨了 10 下、20 下，就停下来休息一会。这样拨完之后，髌骨及周围区域的痛感会逐渐消失。

　　以上两招可以帮助大家在没有医生的情况下，自己用拨筋棒等工具处理膝盖痛的问题。如果有拨筋棒会更方便，如果没有工具那么用双手也可以。多做这两招，膝盖会变得越来越灵活。

第十三式

下肢问题二——腿无力

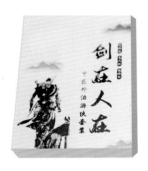

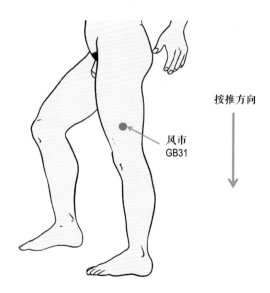

风市
GB31

按推方向

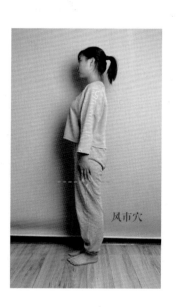

风市穴

外治法剑诀 27 式的第 13 式是对治腿无力的问题。上一式中我们讲了如何对治膝盖问题，但有些病患是整条腿都没有力量，很多老人家也会有这个问题，此时我们可以用外治法很好地对治腿无力。按压的穴位是风市穴和承山穴。

1. 风市穴

风市穴是大穴，它的定位方式很简单：人体直立，立正站好，手自然下垂，掌心贴于大腿时，中指尖端碰到的地方就是风市穴。

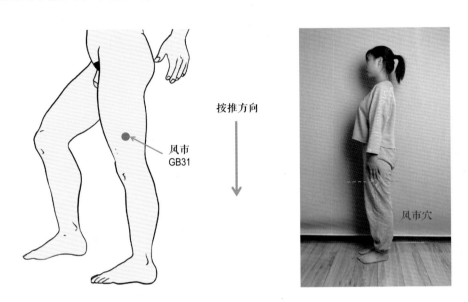

我们可以用拨筋棒按推风市穴，方向是上下推，即顺着腿的方向（上图中标示的按推方向），不要左右推。一般往上推时力气小一点，往下推时力气大一点，所以基本上是由上往下推。大家要注意这个方向。建议使用拨筋棒来按推，会比较省力气。

风市这个名字是有意义的，古代人在集市摆地摊，是蹲着卖东西的，没有椅子坐，所以腿脚容易受风而无力。此时，按推风市穴就很有用了。风市，风市，从此而得名。

老人家常按风市穴，腿脚会越来越有力。

2. 承山穴

腿无力除了指大腿无力，还指小腿无力。小腿无力要找的穴位是承山穴。承山穴在小腿肚正中间，那附近有一个点特别痛。找到后，可以用经络梳或拨筋棒按压。我个人会用经络梳，因为经络梳可以一次梳一整面，比较高效。按压痛点时，注意方向是上下推，即与腿平行，而不是左右推，而且往下时的力量大一点，往上时的力量小一点，把气往下带。这样做完之后，小腿会变得有力。

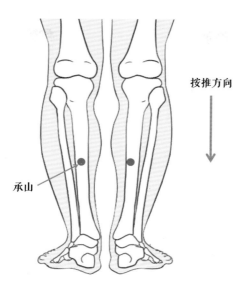

承山

按推方向

总结重点，大腿就用风市穴，小腿就用承山穴。利用拨筋棒或经络梳去按推这两个穴位，效果都很好。

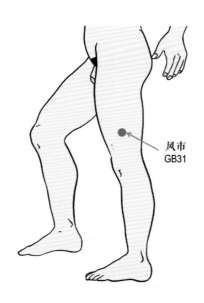

风市
GB31

［穴位］风市。

［位置］股外侧面正中线上，腘横纹（膝中）上七寸处。当直立垂手时中指尖所指处。《肘后备急方》："在两髀外，可平倚垂手，直掩髀上，当中指头大筋上，捻之自觉好也。"《针灸玉龙经》："在膝外廉上七寸，垂手中指尽处是穴。"

［方法］直刺1～2寸。艾炷灸3～5壮，艾条温灸10～15分钟。

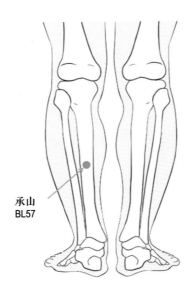

承山
BL57

［穴位］承山。

［位置］在小腿后面正中，委中与昆仑之间，当伸直小腿或足跟上提时腓肠肌腹下出现尖角凹陷处。

［方法］直刺 1 ～ 2 寸。

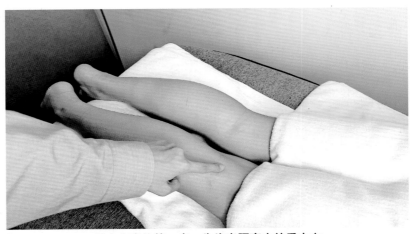

承山穴定位第一步：先找出腘窝中的委中穴

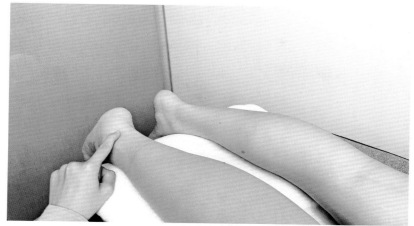

承山穴定位第二步：定位出外踝高点与跟腱之间的昆仑穴

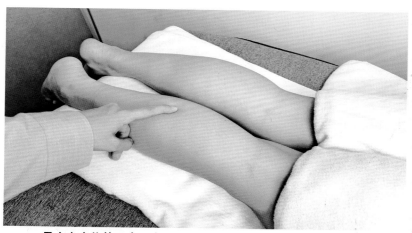

承山穴定位第三步：在委中穴和昆仑穴连线的中点就是承山穴

第十四式

下肢问题三——坐骨神经痛

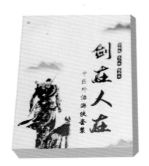

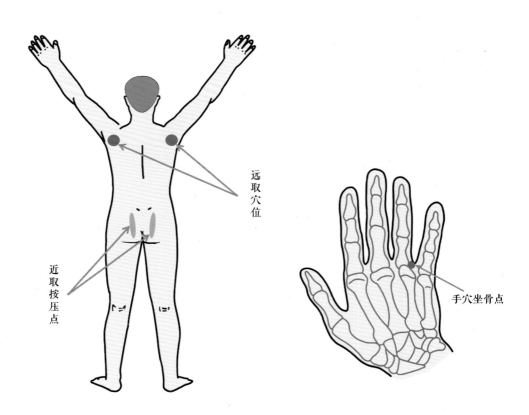

远取穴位

近取按压点

手穴坐骨点

外治法剑诀 27 式的第 14 式是处理坐骨神经痛的问题。很多人因为坐骨神经痛的问题而感到痛苦。坐骨神经痛指坐骨神经产生疼痛，疼痛范围从腰部、臀部开始，到大腿、小腿肚，甚至到足尖。坐骨神经痛通常发生在单侧，但也可能双侧都有。高达八到九成的坐骨神经痛是由椎间盘突出压迫腰骶神经根所造成的，其他原因还包括脊柱变形、椎管狭窄、骨盆肿瘤、糖尿病等。

中医认为，坐骨神经痛是由血和水的停滞或身体虚冷所引起的。

在这一式中，我们给大家讲解快速缓解坐骨神经痛的外治法。

有时候，外治法的效果立竿见影，甚至快于针灸、汤药。我们不要小看它。

对治坐骨神经痛的外治法，主要有以下两种：

1. 远取穴

下图是人体背面，我们可以看到其躯干外侧与手臂连接处附近标示了圆点，用经络梳可以找到特别痛的点，这个点就是确切的位置。一般而言，左边痛点治右边坐骨神经痛，右边痛点治左边坐骨神经痛，左右治疗正好相反。

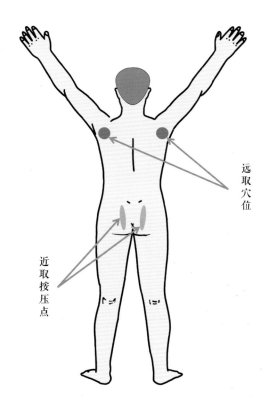

远取穴位

近取按压点

2. 近取穴

近取阿是穴位于臀部尾椎骨旁，上图中竖线处，在这附近用经络梳找痛点。如果经络梳的力道不够，可以改用拨筋棒按推痛点，方向以上下推为主，遇到特别痛的位置多按几下。

除了以上两张王牌，我们还有手上的坐骨点这个辅助穴位。

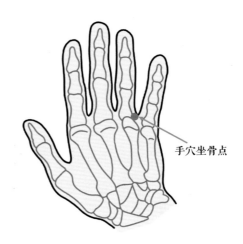

手穴坐骨点

上图是手背一侧，坐骨点位于无名指的掌指关节外侧（靠小指这一侧）、图中标示圆点的位置。我们用点穴棒按压痛点，即可对治坐骨神经痛。一般而言，左边坐骨神经痛找右手痛点，右边坐骨神经痛找左手痛点，左右是交叉的。

但大家不妨同时按压两手，偶尔同侧痛点按压也有治疗作用。

脚的内侧也有穴位对治坐骨神经痛，效果非常好。但按压此穴不方便，且脱鞋子也不适用于公众场合。如果需要按压脚上的穴位时，最好可以找别人帮忙。

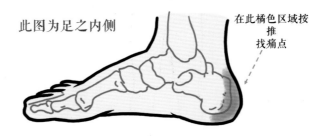

此图为足之内侧　　　　　在此橘色区域按推找痛点

脚穴区域在脚跟内侧，上图的深色区域处。我们可以用拨筋棒找痛点并按推，同时活动一下坐骨的位置，由此可以缓解坐骨神经痛。

第十五式

腰背痛

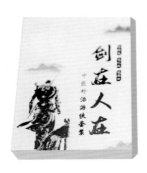

华佗夹脊穴位置

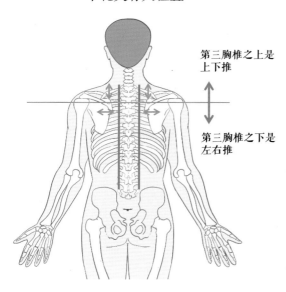

第三胸椎之上是
上下推

第三胸椎之下是
左右推

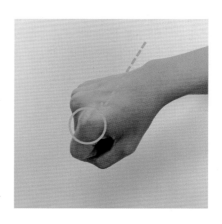

外治法剑诀 27 式的第 15 式是腰背痛的处理。

人体的腰背部支持着人体上半部，除了睡觉外，它一整天都在承受着上半身的重量。平时身体弯腰时也会加重腰背部负担，一旦超过身体能负荷的程度，就会造成腰背疼痛。此外，运动不足、姿势不良、体重过重等因素也是导致腰背痛的因素。

外治法治疗腰背痛效果非常好，尤其是周末或半夜腰背痛身旁无人帮忙的时候，大家可以用外治法帮助自己。

下面跟大家介绍几种方法，分享几个经过临床检验的好用招式，大家要认真记忆。

★ 华佗夹脊穴 ★

华佗夹脊穴上有任何痛点，都可能与我们身体不适有关。

华佗夹脊穴位置

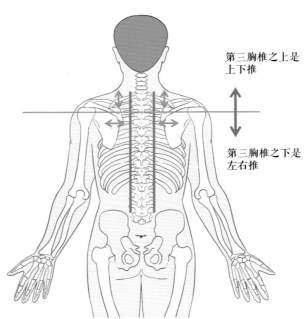

第三胸椎之上是上下推

第三胸椎之下是左右推

如上图所示，华佗夹脊穴在背部脊柱两侧（图中红色竖线），与脊柱平行，距离脊柱很小，所以按压时要注意避免撞到脊椎。按推华佗夹脊穴时，前三椎是上下按，第三椎之后是左右按，上图中以箭头标示按推方向。

按推的操作方法很简单，大家把自己的手握成拳头，利用食指的掌指关节凸起处按推华佗夹脊穴即可。

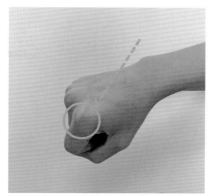

用食指的这个骨节按推华佗夹脊穴

当大家腰背痛时，就先在腰背痛的位置按，然后再沿着脊柱两旁往上方左右按，腰背就会放松一些。一个点按七八下后，腰背痛就可以得到缓解。按推时要注意不要撞到脊柱！

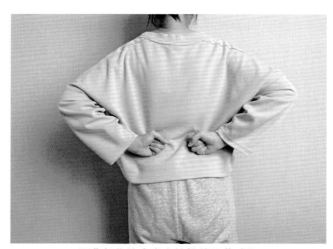

腰背部华佗夹脊穴按推的示范动作

大家可以在腰背部刚开始痛的时候立刻使用这个手法，痛楚即可很快得到缓解。

★ 手穴 ★

前文讲过，我们一定要记住手穴的王牌三线：颈椎—胸椎—腰椎。

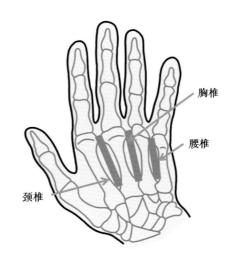

胸椎

腰椎

颈椎

　　它位于手背的骨头与骨头缝隙处，我们需要在这些缝隙中找痛点。记得我跟大家说过，无论我们是腰椎痛还是颈椎痛，都要兼按胸椎那条缝，这样可以加强治疗效果。因为胸椎位于腰椎和颈椎之间，所以多按胸椎会有帮助。胸椎和腰椎这两条缝就是对治腰背痛的位置，我们可以用拨筋棒或经络梳的第一颗球去按推，遇到痛处就多按几下，对自己不要手软，松解开了痛点，你腰背紧张疼痛的肌肉便会得到放松。

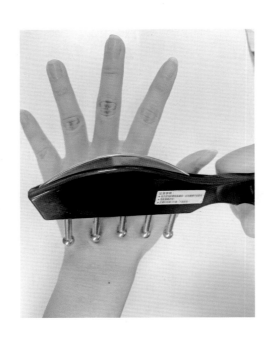

★ 起床后做护腰肾运动 ★

在临床上，我时常建议患者起床后做护腰肾运动，因为患者在诊所接受针灸治疗后，回去睡一晚，可能由于睡姿等问题，第二天腰背痛又复发了。通过此运动，我们可以减缓腰痛的复发率。

对于经常腰痛或早上起来就腰酸背痛的人，起床护腰肾运动是很好的缓解方法。我们可以在床上做完这个运动。

很多人问我，为什么早上起来会腰痛，到中午就会自动缓解呢？原因是这样的：早上刚起床，一时间人体气血还不够通畅，起床后身体慢慢运化背部的水液，气血就通畅了，疼痛也就减缓了。所以护腰肾运动需要在一起床就做，做完后身体的状态是轻松的，腰背也不痛了。

起床后的护腰肾运动共有 4 个动作。

第一个动作

1. 背贴在床上，腿曲起来，脚底贴床上。

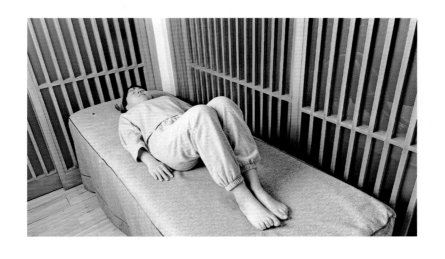

2. 腿左右来回摆动，腿两边都摆到最底，可以做 10～20 下。

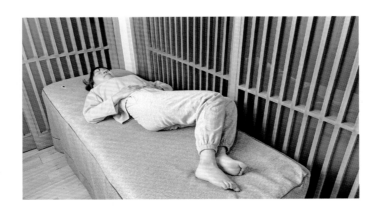

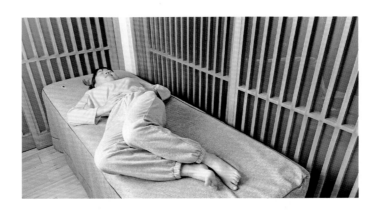

3. 腿也是左右摆动，但当腿碰到床以后，对侧的肩膀跟着翻起来，让身体变成侧躺姿势。然后翻回到正躺，另外一面也一样，腿下去碰到床，肩膀再起来。每次 10～20 下。

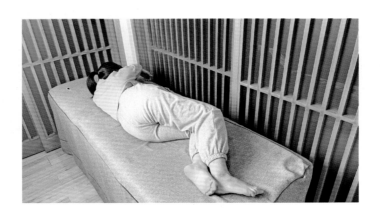

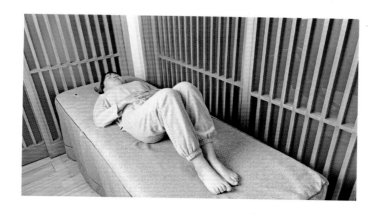

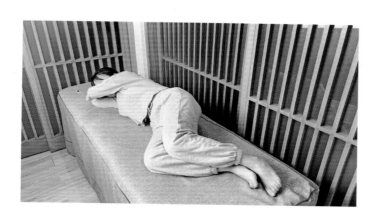

第二个动作

1. 背贴在床上，腿曲起来，脚底贴床上。

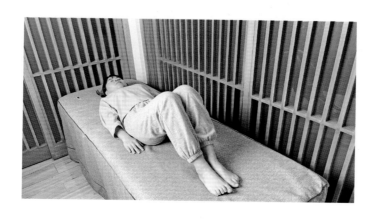

2. 把其中一只脚靠近脚踝的位置放到另一条大腿靠近膝盖的位置上。

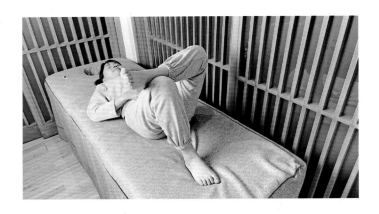

3. 用手把上面这条腿的膝盖往下压，压完之后再往上拉，拉完之后再摇一摇让它放松。

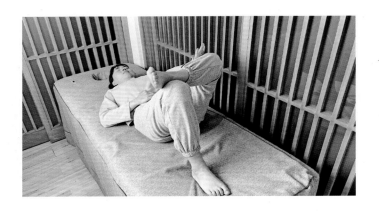

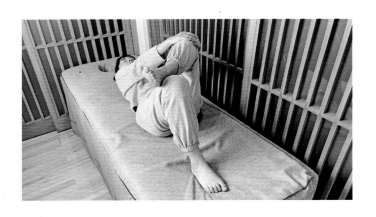

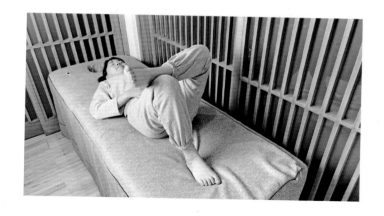

4. 做完一边，换另一边。

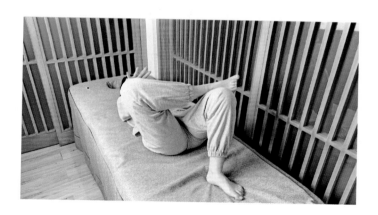

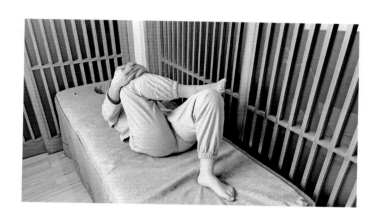

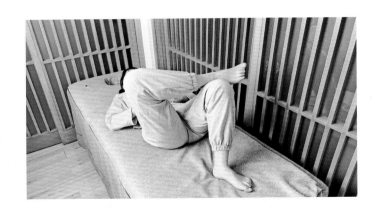

第三个动作

1. 背贴在床上，双脚举起来，像踩脚踏车一样，双脚在空中交替踩踏。

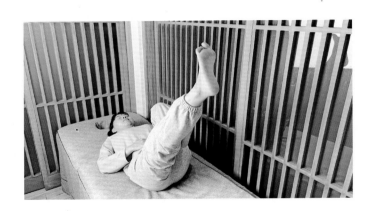

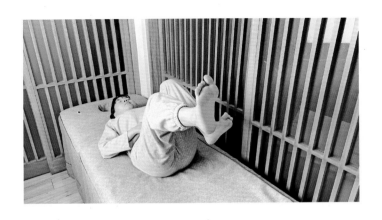

2.脚踩的时候，手也可以跟着动，一起带动整个腰的两侧肌肉上下动。

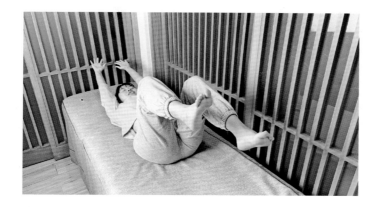

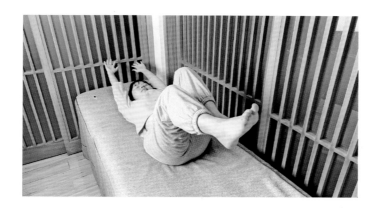

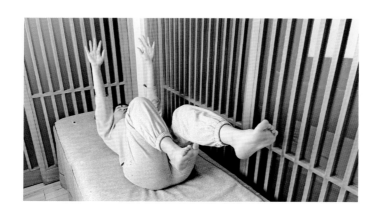

第四个动作

1. 像前面一样背贴在床上，腿曲起来，脚底贴床上。

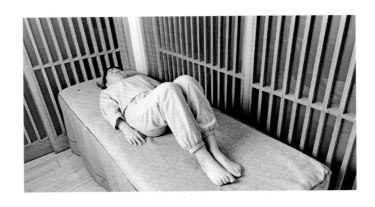

2. 双脚向下用力，把腰撑起来，再轻轻地把腰压下去。

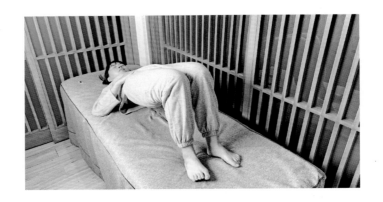

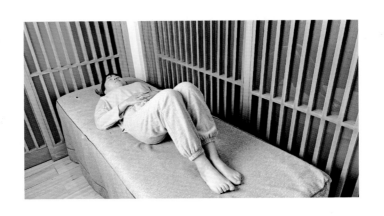

3. 抬起来，压下去，大概做 10 组。

以上是起床后护腰肾运动的四个动作，难度不大，贵在坚持。

我当然理解，不管图文如何详尽，都不如视频来得直观。想起当年小时候，我拿着一本武术画册练习，自以为对照图文参透了每个动作要领，结果多年后参拜武学正宗，发现自己小时候连招式的方向都错了。为避免读者遭遇笔者幼年时的"遭遇"，我特意为大家录制了起床护腰肾运动的小视频，扫码即可学习。

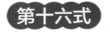

第十六式

颈痛与落枕

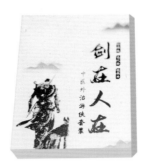

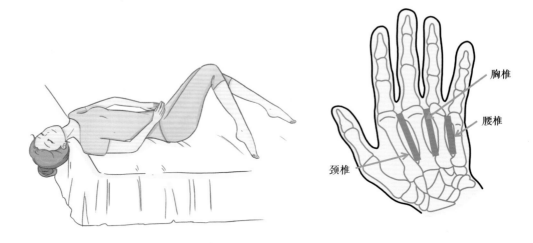

外治法剑诀 27 式的第 16 式是颈痛与落枕的处理。

落枕（或失枕），在现代医学被称为急性颈椎关节周围炎（Acute Fibrositis）或颈部肌肉扭伤，症状表现为头部转动困难，稍微转动颈部就会酸，严重者甚至痛到无法转动头部。

当大家晨起发现落枕时，可以立刻做下图这个动作。

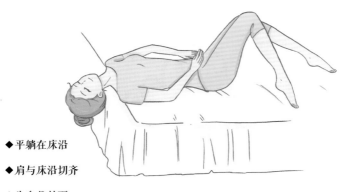

◆ 平躺在床沿

◆ 肩与床沿切齐

◆ 头自然放下

◆ 略为晃动约三十秒

平躺在床的边缘，身体在床上，肩与床沿对齐，头自然放下，然后略微摇动头部，约30秒。

人通常落枕时，颈椎可能被旁边的肌肉组织牵拉得有点歪，这时候如果能拉一下颈椎，就可能拉回正常状态。但直接拉颈椎就有点危险，因为力度不好控制。而做上图这个动作时，头受地球引力的影响，被引力往下拉，这个力又不会过大，又能把颈椎拉开，稍微动一动，落枕就好了。这一招是我的老师倪海厦先生教给我们的，是个非常好用的方法。

另外，前文讲解的手穴法也很有效，就是按推手上的颈椎—胸椎—腰椎三条线。我们同样可以用拨筋棒按推，同样加上按推胸椎那条缝。

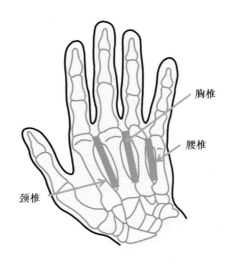

胸椎

腰椎

颈椎

另外，还可以按推脚部反应区。

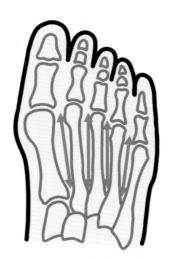

在脚掌上这些位置找痛点按

上图在前文反复出现，我们已经非常熟悉了，它也可以对治颈痛的问题。通常颈痛的压痛点在靠近骨头合起来的地方，我们可以沿着竖线的方向按推痛点，按开之后再动一动脖子，肌肉就能松解开来。

再次强调，大家一定要掌握这一张脚背图，这是王牌中的王牌。

这样从脚背、手背的反应区入手治疗，再配合前文一起床就沿着床沿把颈椎拉开的动作，就能很好地缓解落枕的问题。

第十七式

内科问题———高血压、低血压

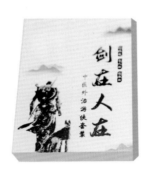

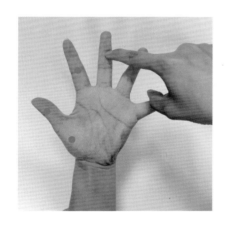 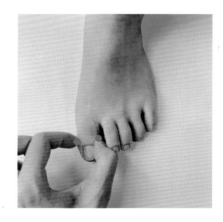

外治法剑诀27式的第17式是高血压与低血压的外治法。很多人认为外治法只能对治外科、伤科和痛症，其实它也能对治内科疾病，比如用外治法对治高血压与低血压。

血压指心脏泵出血液时，对动脉血管壁产生的一股压力，单位是毫米汞柱（mmHg）。这个压力能把血液输送到身体的各个部位，所以血压必须维持在一个特定的范围，太高或太低都会对身体造成不良的影响。

血压分为收缩压和舒张压。

上卷 外治法剑诀27式

收缩压：收缩压是心肌收缩时的血压值，即血压最大值。大部分成年人休息时的收缩压范围是 100 ～ 130mmHg。

舒张压：舒张压是心肌舒张时的血压值，即血压最小值。大部分成年人休息时的舒张压范围是 60 ～ 80mmHg。

★ 高血压 ★

高血压是指血压持续处于高水平的一种状态，属于慢性疾病。之前高血压的标准是 140/90mmHg（收缩压 140mmHg / 舒张压 90mmHg）。2017 年美国心脏协会将高血压的标准降至 130/80mmHg。高血压的主要症状包括头痛、眩晕、头重、发热、肩膀僵硬、心悸、耳鸣、四肢麻等。而且血压越高，脑中风、肾脏病、心肌梗死等疾病的发病率也越高。

高血压可以分为原发性高血压和继发性高血压。

1. 原发性高血压

原发性高血压是最常见的高血压类型，有 90% ～ 95% 的高血压患者都是属于这个类型。这类高血压原因不明，目前知道导致原发性高血压的风险因素为遗传、年龄、肥胖、饮酒、吸烟、运动不足等。由于原因不明，治疗法则只能着眼于改善生活方式，远离风险因子，或使用降血压药物来控制血压，维持其在正常范围内。

2. 继发性高血压

继发性高血压是由其他疾病导致的，例如肾脏疾病、内分泌病变等。它和原发性高血压不一样，只要治好导致血压增高的疾病，继发性高血压便能被彻底治愈。

★ 低血压 ★

目前世界卫生组织并没有制定一个低血压的标准值，不过在临床上，我们认为收缩压低于 90mmHg，或舒张压低于 60mmHg 时，就可能存在低血压的问题。

低血压的主要表现为头痛、眩晕、四肢发冷、肩膀酸痛、心悸、呼吸困难、倦怠、失眠、食欲不振、腹泻、便秘、精神无法集中等。

大多数人把高血压与低血压视为棘手的问题，看到血压的数字就非常害怕。我有一个患者高血压好多年了，然后我介绍他用外治法对治高血压，他一边慢慢按，一边开始减少药量，到最后不再用药，他的血压也能维持得很平稳。

缓解高血压的方法分为手穴外治法和脚穴外治法。

在外治法上，脚穴比手穴强。但按推脚比较麻烦，既不方便按，又不方便当众脱鞋。但手穴很方便，我们一天可以按十几二十次，可以在排队等公车或买东西时，反正没事站着的时候随时随地可以按推。尤其是上班开会的时候，老板在会上骂人，大家就可以在下面按穴位降压。大家在会上吵了一个小时，血压都升高了，但自己却因为一直按穴位血压降低了，是不是想想都刺激？但不要想想觉得太刺激反而把血压刺激高了。但开会的时候肯定不能按脚，你把脚搬到会议桌上按来按去，搞不好你的老板会被刺激到血压飙升而突发脑溢血。所以，咱们还是按手穴好。

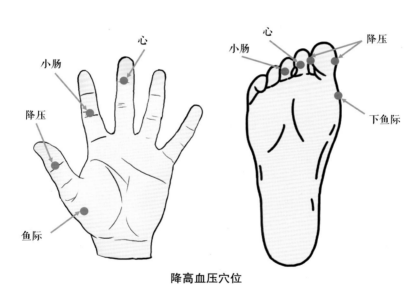

降高血压穴位

★ 降血压的手穴 ★

我们可以用点穴棒按压手穴，也可以用自己的指甲，刺激性较强。临床治疗时，针灸师会针刺手穴。但一般人自己做外治时很少用针，用点穴棒或指甲模仿针的刺激感就很好。

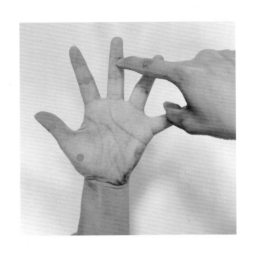

心点：在中指的远位指骨间关节横纹中点。

小肠点：在食指的近位指骨间关节横纹中点。

降压点：在拇指的指骨间关节外侧。

鱼际：鱼际指的是一个区域，也就是大拇指根部的肌肉群这一块，在这一块找痛点按压。

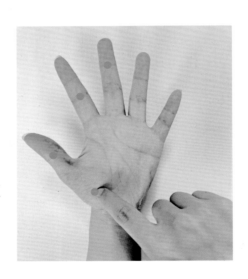

用指甲分别按左右两手的这 4 个点，每个点大概按 10 下。不要在一个点按太长时间，可能会导致瘀血，每个点按了 10 下就休息一下，至少间隔 20 ～ 30 分钟后再按。一天按 10 ～ 20 次，对于血压恢复正常很有帮助。

★ 降血压的脚穴 ★

　　脚穴的按法与手穴相似，也是有降压点、小肠点、心点。但因为脚趾的位置很小，小肠点和心点就不需要分第几趾骨间关节，只要分别在第二脚趾和第三脚趾的脚掌面找到痛点按下去即可。另外，脚上的降压点有两个，在拇指的两侧。脚上的鱼际叫下鱼际，位于拇趾基部内侧缘最突出来的地方。

　　我们同样用指甲按脚穴，如果用指甲感觉太刺激，可以改用点穴棒按。我们在按压时，也是每个点按 10 下就休息一下。按压脚穴配合手穴，降压效果非常好。

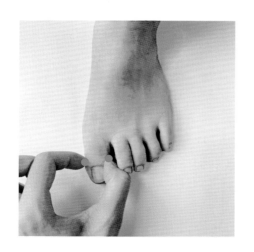
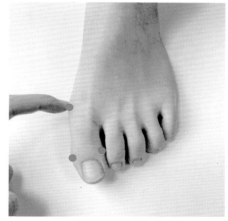

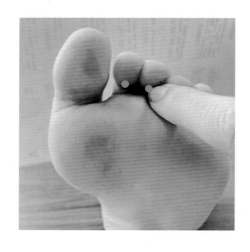

★ 舒缓低血压的穴位 ★

与高血压相比，低血压更为严重，因为高血压是慢性病，一时半会儿可能不会死人，但血压过低会导致生命危险。外治法也能对治低血压，我建议大家按压阳池穴。

针刺阳池穴可以缓解低血压，所以我们可以用手按或用点穴棒小头端按。阳池穴名为"阳池"，说明它是阳气（能量）的电池。人体血压过低时，会感到非常虚弱，甚至快要休克，这时候按压阳池穴，把阳气电池里面的阳放出来，人就能恢复力量。所以大家可以了解一下阳池穴的定位，以便日后使用。

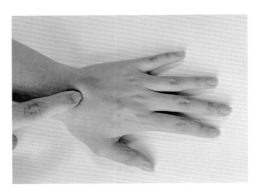

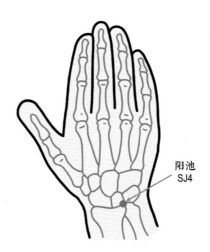

阳池
SJ4

［穴位］阳池。

［位置］腕背横纹中，当指伸肌腱尺侧缘凹陷处。《灵枢·本输》："腕上陷者之中也"；《循经考穴编》："指本节直下至腕背中心两筋间"；即腕背指伸肌腱与小指伸肌腱之间凹陷处。

［方法］直刺 0.3 ～ 0.5 寸。艾条温灸 5 ～ 15 分钟。

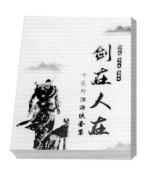

第十八式

内科问题二——胃痛

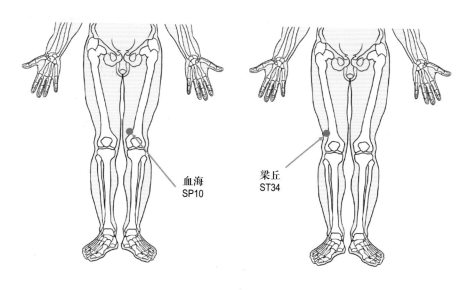

血海
SP10

梁丘
ST34

外治法剑诀27式的第18式是处理胃痛的问题。

胃痛，即胃脘痛，指上腹部胃脘一带疼痛。胃痛成因众多，如饮食过度、消化不良、胃酸过多、胃痉挛、胃溃疡、胃炎等。根据胃痛发生时间的长短与频率，可以分为急性胃痛和慢性胃痛。

外治法对治胃痛，效果也是立竿见影。一般治疗胃痛会用到三个穴位。

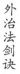

1. 血海穴

血海穴位于膝盖髌骨内侧上缘，我们可以用拨筋棒单一方向按推，我的建议是左右按。血海穴是对治胃痛最好的穴位，它在脾经上，在董氏奇穴中叫其通胃穴，意为马上使胃变得舒服。

如果大家对拨筋棒用得不顺手，可以改用经络梳，一样是左右梳。用经络梳调整方向、力度，不断地梳，大家会发现胃越来越舒服。

2. 梁丘穴

急性胃痛一般用梁丘穴。血海穴位于大腿内侧，它对应外侧的位置就是梁丘穴。大家可以用拨筋棒左右拨梁丘穴，此穴可以治疗急性胃痛。

如果分不清楚要用梁丘穴还是血海穴，我们就两个穴都按。甚至可以用经络梳在附近找痛点梳，无论是急性胃痛还是慢性胃痛，只要按揉痛点就会缓解。

3. 中脘穴

中脘位于身体正面，胸骨柄下缘与肚脐（神阙穴）的正中间，属于任脉上的穴位。

胃痛时可以用经络梳在中脘穴轻轻地按推，中脘是胃痛的近取穴，有缓解胃痛的效果。

有些人一按中脘穴就痛，这表示他们有饮食过度的问题。平常没事可以按一下中脘，按之痛增则提醒我们要节制饮食。

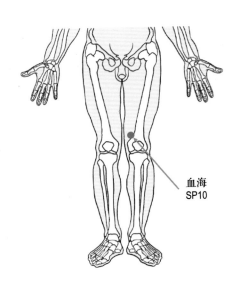

血海
SP10

［穴位］血海。

［位置］大腿内侧，髌底内侧端上2寸，当股四头肌内侧头隆起处。《针灸甲乙经》："在膝膑上内廉白肉际二寸半"；《备急千金要方》："一作三寸"；《千金翼方》作"二寸"；《灵枢经脉翼》作"二寸中"；今皆从二寸，"半"字疑为"中"字之误。《针方六集》："一方以患人手按膝盖骨上，大指向内。余四指向外，大指尽处是穴。"即以对侧的手掌按其膝盖，手指向上，拇指偏向大腿内侧，当拇指端所止处。《循经考穴编》："以虎口按犊鼻骨，取中指点到是。"

［方法］直刺0.5～1.5寸。艾炷灸3～5壮，艾条灸5～15分钟。

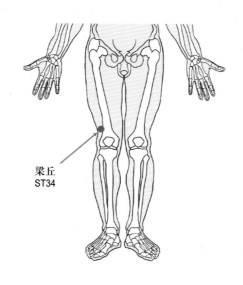

梁丘
ST34

［穴位］梁丘。

［位置］大腿前面，屈膝，髂前上棘与髌底外侧端的连线上，髌底上2寸处。伸膝时，当股直肌与股外侧肌之间凹陷中。《针灸甲乙经》："在膝上二寸"；《针方六集》："去膝盖二寸"；《循经考穴编》："屈膝取之，在膝盖骨上尽处陷中。"

［方法］直刺0.5～1寸。艾炷灸3～5壮，艾条灸5～10分钟。

梁丘穴和血海穴的取穴方法

梁丘穴和血海穴都像硬币一样大，所以取穴容易，它们位于髌骨上缘，内侧缘是血海，外侧缘是梁丘。

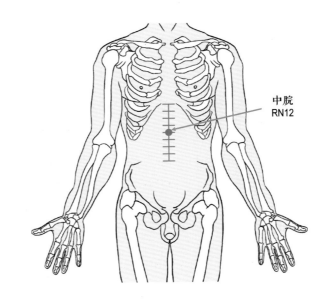

中脘
RN12

［穴位］中脘。

［位置］在上腹部，前正中线上，当脐上 4 寸。

［方法］直刺 0.5 ～ 1 寸；可灸。

中脘穴的取穴方法

首先，要找到中庭穴，中庭穴位于胸骨体与剑突结合处。中庭穴到神阙穴的正中间就是中脘穴，属于任脉上的穴位。一般此穴用灸法，但也可针刺。

第十九式

内科问题三——咳嗽

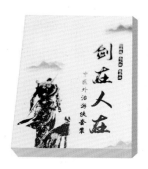

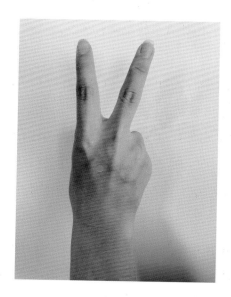

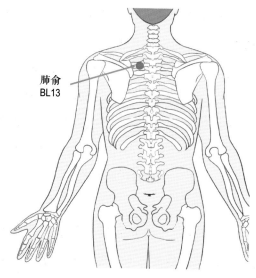

肺俞
BL13

外治法剑诀 27 式的第 19 式是处理咳嗽的问题，这也是属于内科的问题。

当气管、支气管黏膜遭遇外来物刺激或发炎时，呼吸肌会收缩，把肺中空气喷射出去，这时就会形成咳嗽现象。咳嗽算是人体的一种生理性保护反应，能排出呼吸道分泌物或异物。

咳嗽可以依据痰的有无，分成干咳和湿咳；依持续时间长短，分为慢性咳嗽和急性咳嗽。

干咳：无痰的咳嗽称作干咳，常见于受到外来物刺激或上呼吸道感染的尾声。

湿咳：有痰的咳嗽称作湿咳，常见于上呼吸道感染、气管炎、肺炎等。

急性咳嗽：症状在三周以内的咳嗽称为急性咳嗽，大部分是由病毒感染造成的感冒症状之一。

慢性咳嗽：持续超过八周的咳嗽称为慢性咳嗽，成因众多，包括气喘、鼻涕倒流、胃食管逆流、慢性支气管炎、肺肿瘤、抽烟、药物引起等。

亚急性咳嗽：时间长短介于急性咳嗽和慢性咳嗽之间（也就是三到八周），常见的"感染后咳嗽"就属于此类，因为上呼吸道受感染遭到破坏后，持续发炎，使得呼吸道变得异常敏感，一点小刺激就会引起咳嗽。

大多数急性咳嗽会在一到两周内自愈，但如果超过三周仍没有好转，变成亚急性咳嗽，则表示有发炎。慢性咳嗽通常是由两种以上的原因造成的，许多慢性咳嗽治不好就是因为没有同时找出多种病因。详细检查，找出所有病因，是解决慢性咳嗽问题的根本方法。

现代医学认为咳嗽是呼吸道的问题，不过中医认为咳嗽不仅是与肺脏相关，五脏六腑任何一个出了问题都可能造成咳嗽。《素问》中说："五脏六腑皆令人咳，非独肺也。"中医认为咳嗽是患者身体虚弱部位开始恶化的征兆，根据患者的症状和其体质，可用不同的方剂来对治，仅对治常见的咳嗽类型就有几十种处方。所以，中医认为咳嗽是一个很复杂的病证，必须缜密诊断，治疗才能有效。

遇到咳嗽，大家第一反应是用药，但外治法也能有效缓解咳嗽症状。有一位老太太，半夜咳嗽，不好意思麻烦别人，去医院又只能挂急诊，家里也没有药，她就用我教她的外治法，自己按一下，咳嗽就慢慢缓解下来，直至睡着，早上起来后就好了。所以咳嗽初起的病患，使用外治法对治，也许能把疾病扼杀在摇篮里。

接下来我就跟大家分享这个实用的咳嗽外治法。

手背部   手掌内部

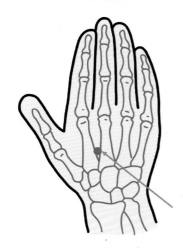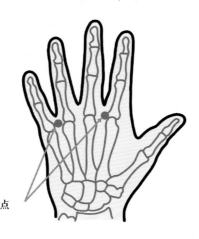

咳喘点

从上图可知手的正反面共有三个咳喘点。

第一个在手背上，食指与中指掌骨接合前的缝隙中。我是这样记忆的：拍照时常常比一个"耶"的手势，就是食指和中指比出的"V"字型，此穴就在这两只手指延伸下来的缝上。大家可以在很想咳嗽时，用拨筋棒用力按一按此穴，按住穴位再动一动，效果很好。

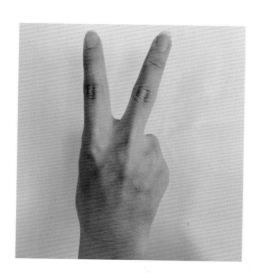

另外两个点在手掌面上。一个在食指和中指的交会处，一个在无名指和小指的交会处，按这两个点也可以帮助我们治咳喘。一般用拨筋棒按推，左右手都按一下。

另外，如果咳得实在很严重、很难受，可以请别人帮忙在肺俞做按推。肺俞在背上，位于第三脊椎椎体旁边，但其实大家也不用记得这么精确，直接按推上背脊椎两侧附近的痛点即可。我们可以用拨筋棒大头的那端按推此穴，但要注意是上下按，没有拨筋棒的可以叫别人用手肘在此穴上按。

肺俞也是缓解咳嗽之要穴，尤其是咳得很严重的时候，我们就可以按压此穴缓解。按推后还能热敷一下，更进一步缓解咳嗽症状。

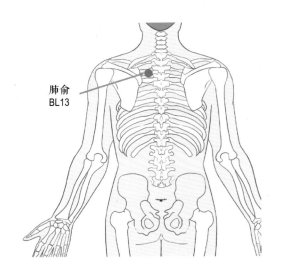

肺俞
BL13

［穴位］肺俞。

［位置］在背部，当第 3 胸椎棘突下，旁开 1.5 寸。

［方法］斜刺 0.5 ～ 0.8 寸。

肺俞的取穴方法

肺俞在背部，位于第 3 胸椎棘突下，旁开 1.5 寸。要找到第三胸椎，我们要先找到第一胸椎。患者趴在床上，从肩膀上缘对齐到脊椎的位置就是第一胸椎，如果患者取坐位，我们请他头前后动一动，不会跟着动的第一个椎体就是第一胸椎。找到第一胸椎后，往下数到第三胸椎，旁开 1.5 寸（大概是两根手指的幅度），就是肺俞。针刺时，向身体外侧斜刺进去。

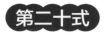

第二十式

内科问题四——便秘

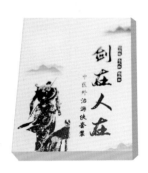

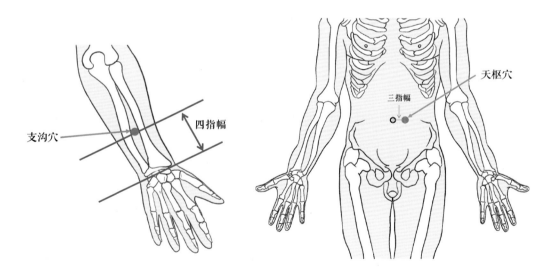

支沟穴　　四指幅　　三指幅　　天枢穴

外治法剑诀27式的第20式是处理内科便秘的问题。

便秘是很多人的常见问题。现代医学对便秘的定义是排便有困难，成因一般是粪便太硬或太干。一般而言，正常人的排便频率在每日三次到每周三次之间，超过三天没有排便就算便秘。但便秘不一定与排便频率有关，排便不顺畅也算便秘。我们先来看看便秘的诊断标准。

未服用泻药的情况下，过去 12 个月中任何 12 周内至少出现下列两种情况：

· 每周少于 3 次排便。

· 5% 以上的排便中出现粪便硬结。

· 25% 以上的排便中有排便不尽感。

· 25% 以上的排便中有排便费力感。

· 排便时需要手指辅助。

造成便秘的原因很多，根据成因我们大致把便秘分为机能性便秘和器质性便秘。

机能性便秘

机能性便秘是最常见的便秘，它是由于肠蠕动不良导致的。造成的原因可能是纤维质和水分摄取不足、排便习惯不规律或运动量不够，肠道蠕动受影响，进而导致粪便在肠道过久停滞，逐渐变干、变硬，最后难以排出。这个问题用照海穴可以解决。

此外，压力也是造成便秘的原因之一。若长期压力过大，或处于紧张状态，导致自律神经失调，就可能发生便秘。这类型的患者通常伴有腹胀、腹痛，而且便秘与腹泻交替，一会便秘，一会又拉肚子。这个问题可以用天枢穴解决。

器质性便秘

器质性便秘是由于肠道发生病变，肠道结构异常导致的。如直肠变形，长肿瘤，或是肛门肌肉组织发生问题等，都有可能造成便秘。这个问题用天枢穴加支沟穴能解决。

大家有便秘的情况时，自己可以先调整饮食习惯。第一，增加纤维质的摄取，可以多吃蔬菜、水果，例如绿花椰菜、地瓜、糙米饭、苹果、奇异果等富含纤维质的食物。第二，适当补充水分，纤维质和水分互相合作能刺激肠道蠕动，又能确保粪便湿润，便于排出。第三，富含油脂的食物也能帮助肠道润滑，如坚果等食物。

如果便秘症状迟迟无法改善，甚至变得更严重，出现严重腹痛、血便、高烧等症状时，应立刻就医。

中医非常重视排便情况，认为排便频率低于每天一次就算便秘。汉代王充在《论衡》中就指出："欲得长生，肠中常清；欲得不死，肠中无滓。"意思是想要长寿，就要多排便，让肠道干净。

因为便秘的成因很多，古代中医对便秘分为热秘、气秘、冷秘、虚秘、湿秘等，但基本上可以分成两大类，即实证便秘和虚证便秘。实证便秘包括积热、气滞、血瘀，虚证便秘包括气虚、阳虚、阴虚。根据便秘的不同类型，采用不用的治疗方法，如泻下、润下、增加肠道动力等。

对治便秘，一般人第一反应也是用药。外治法对治便秘效果很好，下面跟大家分享治疗便秘的四个穴位。

1.天枢穴

天枢穴位于肚脐旁开三指的位置（患者自己的手指），左右两边各有一穴。

我们可以用拨筋棒或经络梳按，如果定位精准可用拨筋棒，反之则用经络梳，因为经络梳接触面积大，不容易出错。按推的方向是上下按。便秘患者按推天枢穴是很痛的。但按推时不要手软，今天对自己狠一点，明天自己就会更健康。

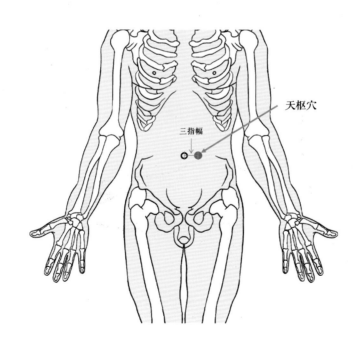

三指幅

天枢穴

2. 支沟穴

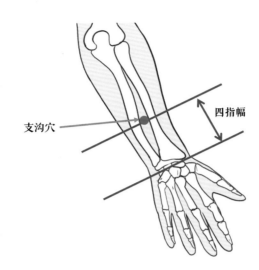

支沟穴位于手臂阳面，腕背横纹上四横指处，两个骨头中间。同样使用经络梳或拨筋棒上下按，痛感也是明显的。

3. 照海穴

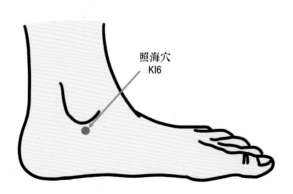

照海穴位于脚内踝下缘凹进去处，它是肾经的穴位。可以用拨筋棒上下拨，按完此穴和上面的天枢穴和支沟穴后，大便就会很顺畅。

4. 大肠俞

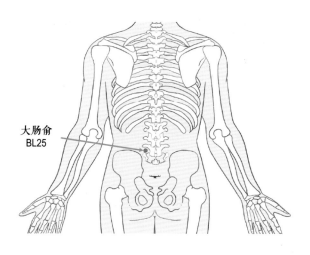

大肠俞
BL25

另外，还有一个釜底抽薪的办法，让别人帮忙按大肠俞。大肠俞位于下腰处脊柱旁边，大概与髂嵴上缘平齐的位置。不需要精准记忆，用经络梳在附近找痛点，或者让别人用手肘在附近按压即可。

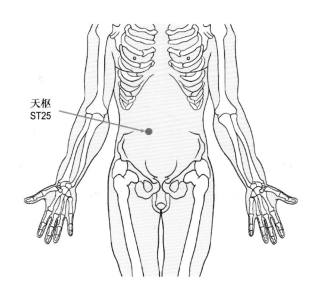

天枢
ST25

［穴位］天枢。

［位置］腹中部，脐中旁2寸，腹直肌中。《针灸甲乙经》："侠脐两旁各二寸，陷者中。"

［方法］直刺或斜刺1～1.5寸。艾炷灸5～7壮，艾条灸10～20分钟。

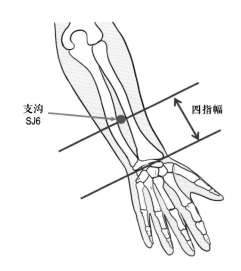

［穴位］支沟。

［位置］前臂伸侧面腕背横纹后三寸，尺骨与桡骨之间，当阳池与肘尖的连线上。《灵枢·本输》："上腕三寸，两骨之间陷者中也。"

［方法］直刺 0.5 ～ 1 寸。艾炷灸 3 ～ 5 壮，艾条温灸 5 ～ 15 分钟。

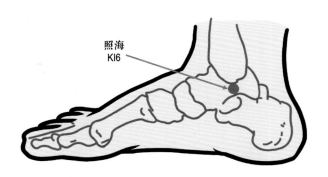

［穴位］照海。

［位置］足内侧部，内踝尖正下方与距骨相接凹陷处。《针灸甲乙经》："在足内踝下一寸"；《备急千金要方》作"四分"；《神应经》："前后有筋，上有踝骨，下有软骨，其穴居中"；《针灸甲乙经》："须两足相合，其穴自见。针入之后，切忌移动"。

［方法］向下方斜刺 0.3 ～ 1 寸。艾炷灸 3 ～ 5 壮，艾条温灸 10 ～ 15 分钟。

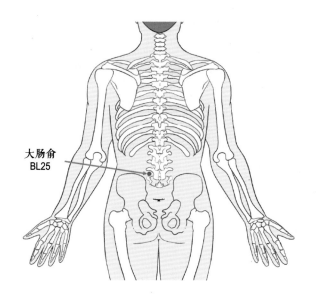

大肠俞
BL25

［穴位］大肠俞。

［症状］呕吐、小便不利、坐骨神经痛、痔疮、扳机指、黄疸、便血、下利、腹泻、水泻、腹胀、脱肛、腰痛。

［位置］在腰部，当第四腰椎棘突下，旁开 1.5 寸。

［方法］直刺 0.8 ～ 1.2 寸。

第二十一式

内科问题五——腹泻

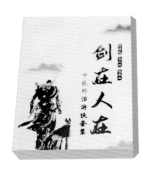

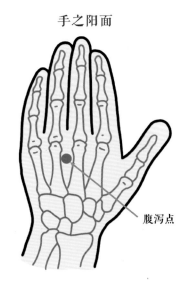

手之阳面

腹泻点

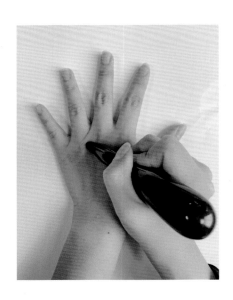

外治法剑诀27式的第21式是处理腹泻的问题。

腹泻，俗称"拉肚子"，指每天排泄三次以上稀便或水样大便，或者排便频率比平常多的情况。这主要是由肠道快速蠕动，消化吸收不完全，或是小肠肠液增加，大肠水分吸收功能不好导致的。最常见的原因是肠道感染，也就是肠胃炎，其炎症可由多种细菌、病毒和寄生生物引起。非感染性的原因有肠躁症、乳糖不耐症等。

如果发生腹泻，首先要补充水分，因为腹泻可能导致脱水，所以要记得和缓地摄取温热或常温的饮品。记住不能喝冰凉的，冷饮会刺激肠胃，使腹泻加重。同时，也要暂时避免摄取油腻食物，并多加休息，放松心情，让肠胃休养生息，好好恢复。

腹泻的外治法有很多，但我个人临床上用得最好的一招是按压手穴。

我曾亲自用过这一招。有一次开会的时候，我肚子非常痛，只好出去上厕所，上完回来坐没 5 分钟又想上，连续去了三次，大家都知道我是拉肚子，实在是很尴尬，但我肚子痛得实在受不了了，上司对我说"你回去休息吧"，听完这句话我又再次冲去了厕所。半路上我突然想起了一招外治法，我立刻按压穴位，感到非常痛，接着奇妙的事情发生了，本来整个肠子仿佛在打结，随时都想上厕所的状态，但我按了不到一分钟，这种感觉就慢慢缓解了，肚子开始变热起来，腹泻慢慢止住了。

这一招就是用手穴治腹泻。我曾经在网络上看到写手穴治腹泻的文章，还想看看跟我用的是不是同一个穴位呢，进去一看发现就是我写的文章被人家转载了，所以说这招还是很好用的。这个治疗腹泻的手穴叫腹泻点。

手之阳面

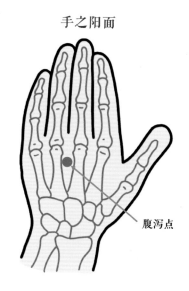

腹泻点

　　腹泻点位于手的阳面，中指和无名指这两个掌骨之间的缝隙中，靠近掌指关节处。我们可以用拨筋棒在这附近找痛点，如果觉得拨筋棒的力量不够就改用点穴棒。因为点穴棒的头更细，压强较大，能更好地刺激穴位。腹泻点按起来非常痛，但一边按，肚子就会一边慢慢热起来。

　　痛点相当于身体的反应点，腹泻点虽然只有一个，但治疗效果很好。所以在此跟大家分享。

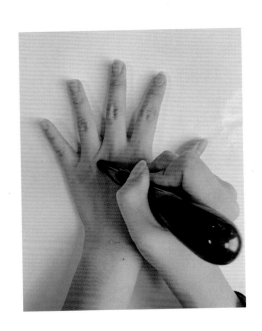

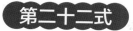

第二十二式

内科问题六——失眠

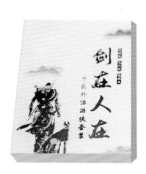

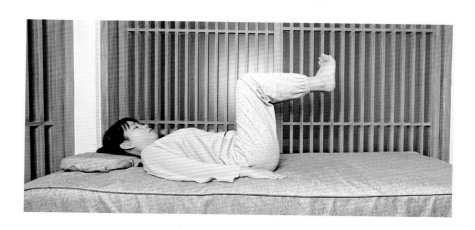

外治法剑诀 27 式的第 22 式是处理失眠的问题。

每个人失眠的情况都不太一样，但基本上可以将其分为以下两大类。

1. 进入睡眠障碍型：躺在床上超过 30 分钟还睡不着。

2. 维持睡眠障碍型：可以顺利入睡，但无法熟睡。维持睡眠障碍型又可再分为以下两种：

（1）中途苏醒型：睡觉途中会醒来好几次。

（2）清晨苏醒型：通常比预定起床时间提早两个小时以上醒来。

无论是睡眠时间不足，还是质量不佳，都会使患者起床时感觉睡不够，影响日常生活，甚至产生头痛、焦躁不安、慢性疲劳、无力等感觉。

中医认为，失眠是阴气和阳气的交替出了问题。《灵枢》中说："卫气昼日行于阳，夜半则行于阴，阴者主夜，夜者卧；阳者主上，阴者主下；故阴气积于下，阳气未尽，阳引而上，阴引而下，阴阳相引，故数欠。阳气尽，阴气盛，则目暝；阴气尽而阳气盛，则寤矣。"意思是白天是阳气在支配人体，到了晚上，阳气则进到人体内部深处，换成原本潜藏在体内的阴气出来，这时人就入睡；到了早上，阴气回到人体内部深处，体内的阳气再出来，人就醒来了。所以，当阴气和阳气交替顺利，人的入睡和醒来就会有规律；如果阴气和阳气交替不顺利，人就会产生失眠的情形。到晚上了仍无法入睡，就是因为阳气没有进到体内深处。半夜会醒或早上太早醒，则是因为阴气太快耗尽，导致阳气太快出来。

很多人遇到失眠就吃药，其实我们可以先考虑外治疗法。下面将跟大家分享两招，一是按压穴位，二是一套动作疗法。

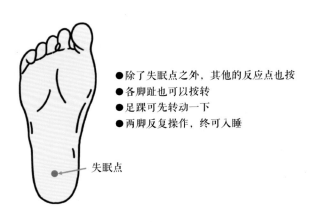

● 除了失眠点之外，其他的反应点也按
● 各脚趾也可以按转
● 足踝可先转动一下
● 两脚反复操作，终可入睡

失眠点

★ 失眠点 ★

失眠点不是十四正经里面的穴位，位于脚底部，脚跟附近，可以在这附近找痛点。睡不着的时候，与其躺着胡思乱想，不如把脚翘起来，用手或拨筋棒去按脚底，找到那个特别痛的点。这个点不一定在上图的精确位置，也可能在附近。

我一直强调外治法的重要原则是让身体告诉我们反应点在哪里，也就是所谓的阿是穴、天应穴。

除了按压脚底失眠点外，还能按压其他反应点，按完后可以活动一下脚踝。前文说过脚底区域对应全身脏腑，如果要按整个脚底，可以用经络梳去梳整个面，五脏六腑都可能有滞塞的地方，把它按通了，人也就舒服好睡了。

★ 助眠气功 ★

助眠气功的动作很简单，不用特殊的场地，也不需要特殊的工具。

步骤

1. 平躺在床上，头底下要放个枕头。

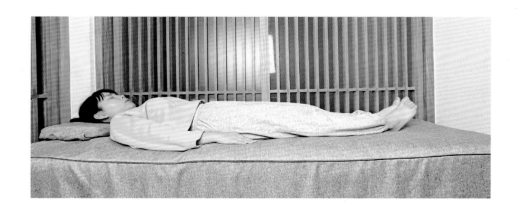

2. 两手自然放在身体旁边，脚举起来，大腿跟身体成 90°，小腿跟大腿成 90°，脚跟小腿也成 90°，全部都是 90°。

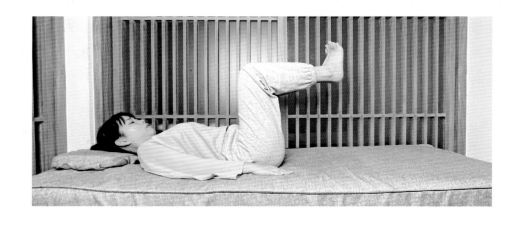

上卷　外治法剑诀 27 式

3. 保持这个姿势三分钟，自然呼吸。

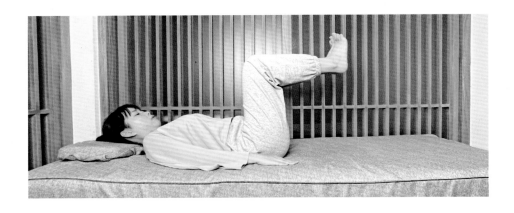

4. 三分钟之后，把脚放下来。

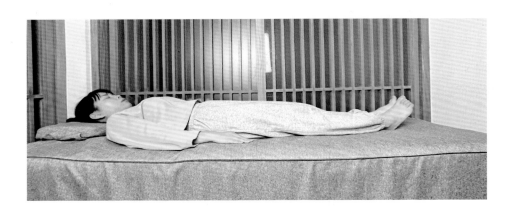

　　这就是助眠气功的步骤，不需要特别调整呼吸，也不用注意其他细节，简单易学。但是保持这个姿势三分钟并非易事，有些人保持一分钟就开始腿发抖了。

　　所谓气功，重点是把气沉在脚底，比如蹲马步、站桩的动作，动作要领都是脚要抓地，大腿和小腿要绷，提肛，收小腹，整个下半身是紧的，而上半身若风中摆柳。身体上面松、下面紧，最后上面就会虚，下面就会实，气就往下带。人的气只要一往下带，沉下去，人就会放松。这就是气功的原理。

　　现代医学发现人有交感和副交感神经。交感神经亢奋，人就睡不着；副交感神经亢奋，人就放松容易睡。交感神经结在上半身整个背部的脊椎旁；副交感神经结在下半身的臀部荐椎旁。因此，如果要让交感神经放松且副交感神经紧张，则下半身的臀部要紧，这样副交感神经才能兴奋，上半身的整个背部要松，这样交感神经就能放松，人就容易入睡。

所以，无论是从中医角度还是西医角度，助眠气功都可以通过把气往下带，或是兴奋副交感神经，让我们整个人得以放松。

我建议大家可以先做一遍以上动作，然后放下腿来试着入睡，看 20 ～ 30 分钟内能否睡着，如果睡不着可以再做一次。做这套动作时可以放一首三分钟的歌，也可以背诵一个三分钟的短文，但不要专门去计时，以防自己变得很紧张。

做这些动作的过程中腿会非常酸，但坚持三分钟放下来时，人会感觉特别轻松。

助眠气功易学易用，但惟有沉心静气，保持正确姿势，并持之以恒，才能取得较好效果。希望大家能从中获益。

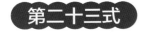

内科问题七——痛经

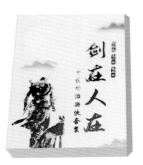

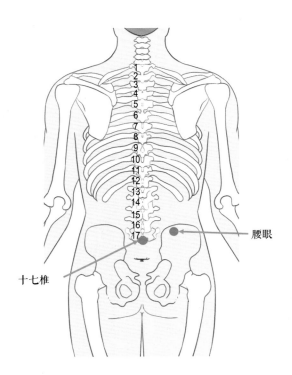

腰眼

十七椎

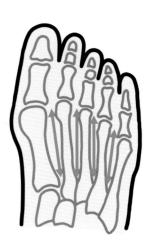

外治法剑诀27式的第23式是处理痛经的问题。痛经包括经期前痛、经期中痛、经期后痛（大部分人是经期前痛），这是困扰很多女性的问题。

痛经，也称经痛，指的是女性经期时发生的严重腹痛的症状，同时还可能伴随着头痛、头晕、恶心、呕吐、腰背痛、腹泻或便秘等症状。

不少女性在月经来的时候，腹部或下腹部都可能会出现紧闷、沉重、轻微疼痛的感觉。一般来说，这个疼痛感不是很重，且大约三天就会消失，有的人甚至没什么感觉。但不是每个人都这么幸运。有些人经期时会痛经，腹部会有剧烈的疼痛感，或是有上述的头痛、恶心、腰背痛等其他不舒服的症状。对她们而言，每次经期都是煎熬。

现代医学认为，身体为了孕育胎儿，会分泌激素来促使子宫内膜进行周期性变化。若没有怀孕，子宫内膜便会脱落而出血，排出体外。此时，前列腺素以及其他子宫发炎介质便会释出，让子宫产生收缩，可能导致痛经的发生。

痛经可分为原发性痛经和续发性痛经。原发性痛经指没有特殊原因造成的痛经，是身体机能出了问题；续发性痛经则是指由子宫器质性病变造成的痛经。痛经患者中有高达70%比例的患者患有子宫内膜异位症，其他还会有子宫肌瘤、子宫腺肌瘤等。

中医认为"不通则痛"，因为血液的循环不好，经血在子宫内瘀积，月经时排血不顺畅，便会出现痛经的症状，甚至可以在排出的经血中看到血块。所以痛经患者身体通常有血瘀。

血瘀的成因有很多，跌打损伤、久病等都可能造成血瘀，但现代人的血瘀情况多是身体虚寒造成的。现代人长期待在空调房里，又时常喝冷饮，身体容易变得虚寒。身体内越寒冷，血液循环就越差。因此，中医对治痛经问题时，主要用活血、祛寒之方。

痛经伴随的头晕、恶心、腹泻、便秘等症状，则是因为人体的气、血、水失去平衡，产生气滞或水液代谢问题。当先把血处理好，水和气跟着恢复正常，其他症状便可随之改善。

痛经问题，除了用药治疗外，还可以用外治法。有时候外治法的治愈速度会让我们"瞠目结舌"。

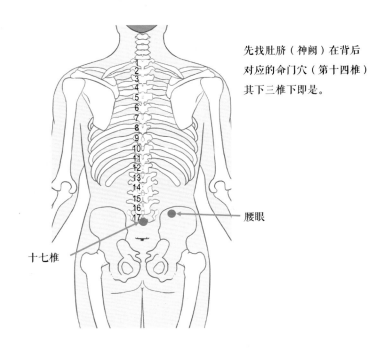

先找肚脐（神阙）在背后
对应的命门穴（第十四椎）
其下三椎下即是。

腰眼

十七椎

　　先教大家用传统的方法对治痛经——按压十七椎（这里是把背部 12 个胸椎和 5 个腰椎连起来数，共 17 椎，下同）。

　　在古代，女生有痛经问题，妈妈就会帮她按十七椎，但现在知之的家长少矣。本文要跟大家回顾此法。十七椎的位置不难找，我们可以先用手摸到髂嵴上缘，也就是骨盆旁边最上缘的地方，髂嵴上缘平齐中间脊椎的位置，大约是第十五椎，再往下两椎就是十七椎，大约是十五椎往下三指幅处，正是上图数字 17 下面的圆点标示的位置。找到十七椎后，以十七椎为中心，到十五椎的距离为半径，画一个圆，在这个圆圈范围内做按推。

　　按推此穴时，患者宜趴下，请求他人帮忙用手肘按推。

　　大家可以用拨筋棒在每一个点上左右按，中间脊椎的位置也可以按，但力气宜轻，其他位置可以加力。大家在按推时会发现有一些点超级痛。但按完之后，痛经很快得到舒缓，效果迅速。

　　在按推完之后，大家记得要热敷十七椎处。其实，很多人在痛经时知道热敷肚子，但少有人知道要热敷十七椎。痛觉都是从周围神经传到中枢神经的，也就是从周围传到脊柱，再往上传到大脑。所以当我们要用热敷来降低痛感时，热敷脊椎是最直接有效的。当然热敷肚子也有效果，只是不如直接热敷背后脊椎效果好。

　　第二个方法依旧是按照下图所示按压脚背骨缝间的痛点，是我们的王牌治法了。这个方法有个好处，是可以自己做，不需要别人的帮忙。当然，在脚背按压完痛点后，还是可以热敷十七椎的。

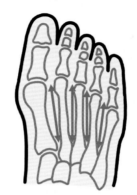

在脚掌上这些位置找痛点按

以上这两招（算上温敷就三招）是我们对治痛经非常好的外治法，在此提供给大家作为参考。

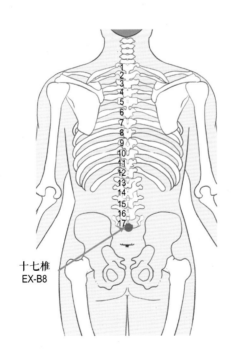

十七椎
EX-B8

［穴位］十七椎。

［位置］在腰部，当后正中线上，第 5 腰椎棘突下。

［方法］直刺 0.5 ～ 1 寸；可灸。

第二十四式

内科问题八——妇科大穴

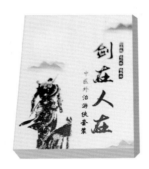

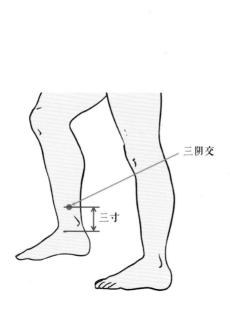

三阴交

三寸

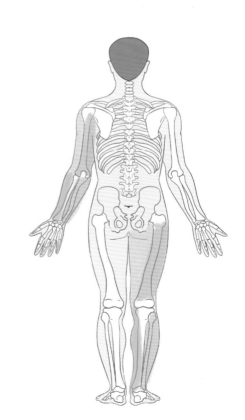

在外治法剑诀第24式要跟大家介绍一个妇科大穴——三阴交。这个穴位对妇科问题很有效用。男生也能使用此穴。但对于女生来说，此穴尤其是一个大宝穴。

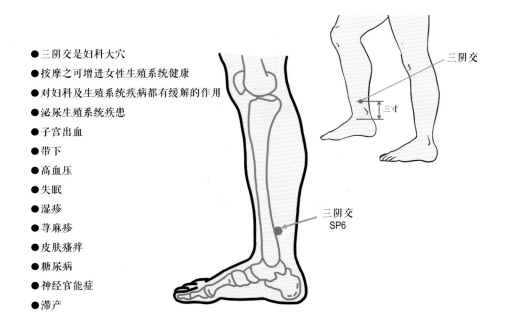

- ●三阴交是妇科大穴
- ●按摩之可增进女性生殖系统健康
- ●对妇科及生殖系统疾病都有缓解的作用
- ●泌尿生殖系统疾患
- ●子宫出血
- ●带下
- ●高血压
- ●失眠
- ●湿疹
- ●荨麻疹
- ●皮肤瘙痒
- ●糖尿病
- ●神经官能症
- ●滞产

三阴交是脾经上面的穴位，它叫作三阴交是因为脾经、肝经、肾经这三条阴经交汇于此，所以此穴可以对治很多问题。

三阴交的取穴方法

内踝尖往上三寸（也就是患者本身4指幅的宽度）的地方，胫骨旁边。我们可以用经络梳的一端翘起来，用一个球去按压此穴，也可以用拨筋棒按压。

三阴交的功用

三阴交的功用有很多，它可以促进女性生殖系统健康，对妇科生殖系统疾病都有缓解的作用，泌尿生殖系统的疾患也都可以用到三阴交。此外，此穴还能对治很多内科问题，如子宫出血、带下、高血压、失眠、湿疹、荨麻疹、皮肤瘙痒等（大家可以看到皮肤问题跟三阴交很有关系）。另外，糖尿病、神经官能症、滞产（已经过了产期，但还没有办法生）也都可以按三阴交。

以上就是妇科大穴三阴交的应用，大家不妨多试试，非常好用。

外治法剑诀27式

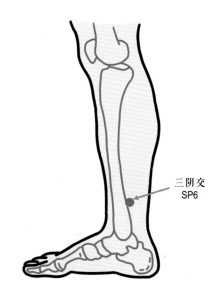

三阴交
SP6

［穴位］三阴交。

［位置］小腿内侧，足内踝尖上 3 寸，胫骨内侧缘后方凹陷处。《针灸甲乙经》："在内踝上三寸，骨下陷者中"；《医学入门》："骨后筋前"。

［方法］直刺 0.5 ～ 1.5 寸。孕妇慎用。

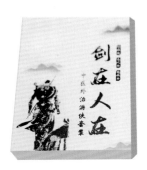

第二十五式

内科问题九——美容要穴

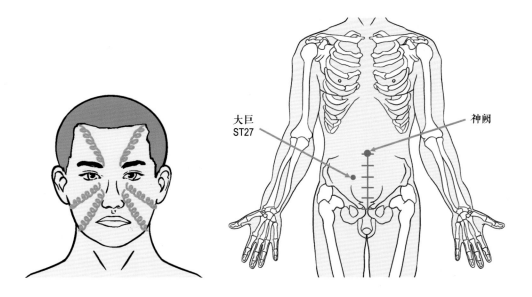

外治法剑诀27式的第25式是一个比较有趣的主题，跟大家讨论一下美容要穴。虽然美容不属于医疗的一部分，但对很多人来说却非常重要。如果人的外貌能够变得更好，相信人的心情也会随之变好。所以，下面将跟大家介绍几个美容大穴。

很多人是靠脸吃饭的，脸是足阳明胃经走过的地方，所以脸上有很多穴位，当我们刺激这些穴位时，我们的气血就会变好，脸就会显得红润、光滑、有气色。

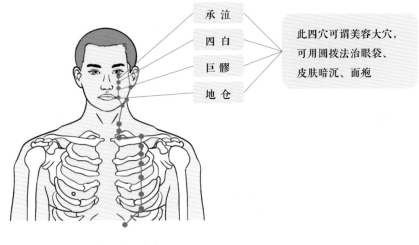

承泣
四白
巨髎
地仓

此四穴可谓美容大穴，可用圆拨法治眼袋、皮肤暗沉、面疱

● 眼眶下的穴位，有美容作用
● 都在胃经上

美容大穴是脸上的承泣、四白、巨髎、地仓四穴。操作时要用圆拨法，用点穴棒从眼睛下方一路拨下来，到嘴巴旁边画圈圈，除了从眼睛下方这一线拨下来外，旁边也可以拨，眼睛以下的脸部和眉毛以上的部分都可以用圆拨法拨。

我们在拨的时候要注意体会哪里是痛点，痛点处表示那个地方有点不通，甚至有些人还有筋结，我们就可以用点穴棒把它推开来。我们在拨的时候可以在皮肤上涂一点乳液，以减小摩擦力。

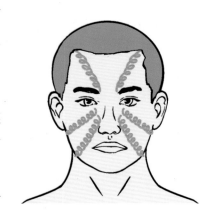

用点穴棒按摩脸部，是脸部保养的好方法，经常用点穴棒拨脸部，不仅可以按摩穴位，还能让脸的筋膜得到张力的平衡。因此，当我们的脸开始松弛下坠时，就可以常常做圆拨法，让我们气血充足，脸慢慢紧实起来。这不是一日之功，需不断坚持，才能有所成效。

除了这脸上的四穴，还有一个肚子上的美容大穴——大巨穴。

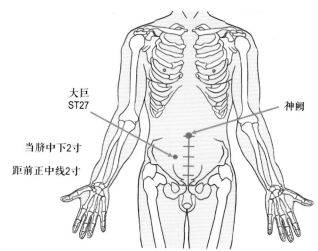

大巨
ST27

当脐中下2寸

距前正中线2寸

神阙

- ●大巨穴近于胞宫有利生殖系统
- ●可用于美胸、丰胸
- ●可消除腹部脂肪
- ●可改善面色暗黄

大巨穴是胃经的穴位，也是美容穴之一。胃经调理得好，则貌美如花。此穴位于神阙（肚脐）下两寸（大概是三指幅），再旁开两寸处。

大巨穴的功用

大巨穴距离胞宫（胞宫就是子宫、卵巢）近，对生殖器有治疗作用，还可以用于丰胸，美胸，从它的名字"大""巨"中就可略知一二。此外，它还可以消除腹部脂肪，改变面色暗黄。因为脸是足阳明胃经走过的地方，所以按胃经穴位会刺激整个足阳明胃经，改善脸上的暗沉与暗黄。

我们可以用点穴棒按压脸上穴位，用经络梳作用于肚子上的穴位。每天按一按，变得更漂亮。

上卷 外治法剑诀27式

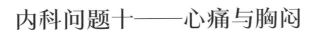

第二十六式

内科问题十——心痛与胸闷

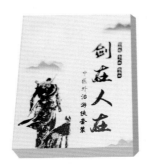

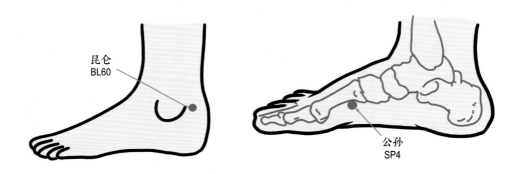

外治法剑诀27式的第26式是用外治法治疗心痛与胸闷。本式非常重要，因为心脏问题一般比较危急，很多人会感到害怕。所以，我们只有学好此式，面对突发心脏问题才不会紧张。

一般人听到胸痛，第一个想到的就是心脏问题。但其实，除了心脏疾病会导致胸痛外，肺部疾病、胃肠道疾病，以及胸部的皮肤、肌肉、骨骼、神经问题，或情绪、精神方面的问题都可能造成胸痛。

因此，大家在遇到胸痛时，首先要了解疼痛的特征才能合理选择治疗的方式。

胸痛类型

1. 心脏疾病

如心肌梗死，由于冠状动脉阻塞，心肌缺血、缺氧导致心肌坏死，胸口会突然发生剧痛，时间长达半小时或以上，常常伴有颈部、左肩或胸后背的辐射性疼痛。

2. 肺部疾病

如支气管炎造成的胸痛，痛感偏向于闷痛，且伴有呼吸困难、咳嗽、喘等症状。

3. 胃肠道疾病

如胃食道逆流造成的胸痛，通常是由于胃酸灼伤食道所致，发生在进食以后，有时嘴中会有酸味。

4. 胸部的肌肉问题

如拉伤，这种情况导致的胸痛可以明确地找到痛点，跟前文的内脏痛是不一样的，而且这种疼痛程度会随着姿势改变而加剧或减轻。

5. 胸部的神经问题

如带状疱疹，这种痛也有明显的压痛点，但疼痛程度不会随着姿势而改变，它是属于神经痛。除疼痛外，还伴有发烧、头痛等类似感冒的症状，两三天后会出现红疹和水泡。

以上只是初步的判别方法，临床上的实际情况可能不是那么单一。若胸部有异常的疼痛症状，建议还是尽快到医院就诊，找出病因，接受治疗。

中医认为，心痛分为真心痛和心包痛两种。

有些人胸闷时，心脏也会痛，很多人以为自己得了心脏病，但大部分心脏问题其实是心包积液的问题，也就是中医说的心包痛。心包痛跟真心痛不一样。真心痛是心脏结构出现问题，这种情况比较少。而心包积液则是由于心脏外面包裹的膜有过多的淋巴液所导致的，这时只要能够排出一点淋巴液，心脏立马会觉得很轻松。真心痛的痛感是会放射到背后的上背部。所以，仅仅感觉胸口闷、心脏有点痛，这种心痛胸闷一般就是心包痛。真心痛和心包痛，这两种痛感是不太一样的。

这一式要教大家对治心包痛（不是真心痛）的外治方法。

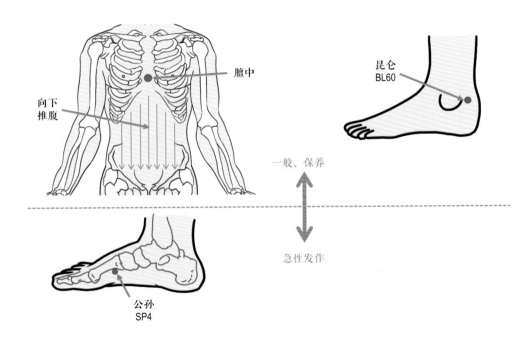

心痛、胸闷外治法穴位

膻中

向下推腹

昆仑
BL60

一般、保养

急性发作

公孙
SP4

由上图可知，有四个部位与心包痛的治疗相关。

心包痛相关穴位

1. 昆仑穴

昆仑穴是膀胱经的穴位，位于脚外踝高点与跟腱之间的中点。我们可以用拨筋棒上下按这个点，有些人会感觉很痛，但有些人又没太大痛感。当大家有胸闷、心痛问题时，就可以按两个脚的昆仑穴。按完以后，有的人会长舒一口气，感觉好多了。

2. 膻中穴

中医有句话叫"气会膻中"，指的就是膻中穴，此穴位于两乳头之间的中点，平第四肋间隙。膻中的按法比较特别，直接按它会太痛，我们又希望利用按膻中穴促进心包积液的吸收或释放，所以并不直接按它。我们先放一只手掌上去，再用另外一只手按上去带动，先顺时针按揉10下，再逆时针按揉10下，这样按压会感觉比较舒服，按完后马上做下一个动作——向下推腹。

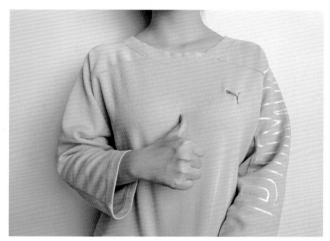

膻中穴按推的错误示范

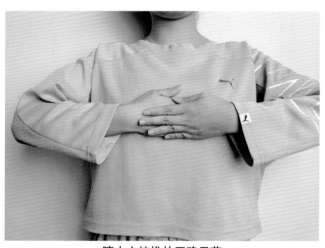

膻中穴按推的正确示范

3. 向下推腹

向下推腹是按压完膻中穴后接着做的推拿动作，向下推整个肚子，我们可以用经络梳向下梳。按推完膻中穴后配合向下推腹，心包积液马上就会散开，胸闷也很快得到缓解。

一般用前面三法就够了，平常也可以用以保养。经常胸闷的人可以常做，但是如果做完以上三种方法后效果不佳，就要赶快按压用于心脏病急性发作的王牌穴位——公孙穴。

4. 公孙穴

公孙穴是脾经的穴位，位于脚内侧，第一跖骨（大拇趾基部关节后面脚掌部位的这根骨头）近心端凸起前缘处。我们可以用经络梳的第一颗球（翘起来用）或拨筋棒按压此穴，会感觉非常酸痛。这个穴位效力大，是对治心痛胸闷的王牌穴位。其实，真心痛的人也可以按压公孙穴，当疼痛急性发作，且前面三法无法治好时，按压公孙穴就是王牌招术，按完后会感觉很舒服。

以上四招联合使用，效果极佳。如果心痛胸闷发生在周末或晚上，不容易找到医生时，这几招就变得非常关键了。值得强调的是，这几个方法不仅能缓解症状，辅助治疗，甚至还能彻底治愈部分心痛胸闷的问题，所以在此与大家重点分享。

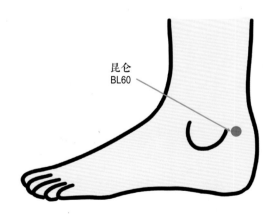

昆仑
BL60

［穴位］昆仑。

［位置］在足部外踝后方，当外踝尖与跟腱之间的凹陷处。

［方法］直刺 0.5 ～ 0.8 寸。

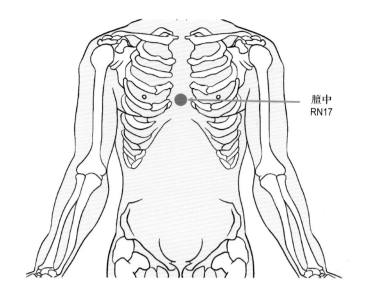

膻中
RN17

［穴位］膻中。

［位置］在胸部，当前正中线上，平第 4 肋间，两乳头连线的中点。

［方法］平刺 0.3 ～ 0.5 寸；可灸。

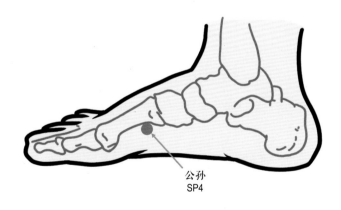

公孙
SP4

［穴位］公孙。

［位置］足内侧缘，第 1 跖骨基底前下方凹陷处，当太白后 1 寸，展肌中。《灵枢·经脉》："去本节之后一寸"；《医学入门》："太白后一寸陷中"；《循经考穴编》："赤白肉际"。

［方法］直刺 0.5 ～ 1 寸。

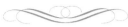

养生温灸要穴

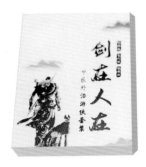

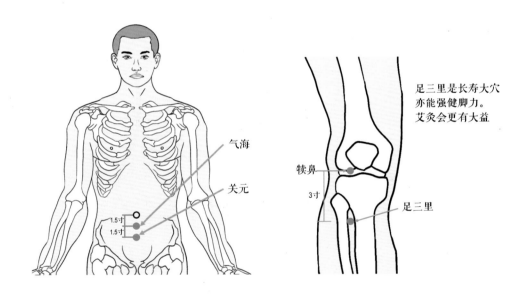

足三里是长寿大穴
亦能强健脚力。
艾灸会更有大益

气海

关元

犊鼻

3寸

足三里

1.5寸

1.5寸

　　我们终于来到外治法剑诀 27 式的最后一式了，第 27 式是养生温灸要穴，此法特别厉害，可以解决很多问题。温灸是一个强有力的工具，但是没有得到大多数人的重视，很多人认为温灸是小道。我们说"针灸"，除了"针"，另一个重点叫作"灸"。灸无针，它不是一个侵入性的治疗，所以一般人在家里也能做。养生最好的方法就是温灸。现代很多人到了冬天喜欢做灸法，其实一年四季都很适合艾灸。

从前的人做艾灸，不仅要躺在床上，还得要家里的书童在旁边帮忙换艾炷，且灸起来烟雾缭绕，十分麻烦。现代人就很方便，我们可以用微波炉加热热敷袋，把它放到要灸的位置上就大功告成了，且可以不断重复利用。很多人在公司就准备了一个热敷袋，善用公司微波炉资源，常常做热敷来提升自己的阳气，不需要躺着，只要把热敷袋绑在身上就可以了，工作也不受限制，没有比这更方便的灸法了。这是现代人比较幸福的地方。

★ 三大强壮要穴 ★

人们到了某个年纪以后，会常常觉得腰膝酸软、记忆力减退、手脚冰冷，这些都是阳虚的现象，这个时候我们要灸三大强壮穴——气海、关元、足三里。这三个穴位有一种记法叫"三海关"，谐音"山海关"，这是天下第一关。经常灸此三穴，人就会老得慢，身体会变强，各种机能就不容易老化。

三大强壮要穴

气海、关元、足三里

（宜善用灸法）

有人认为灸法要用艾草，确实最好用到艾草，因为艾草热性强。热敷袋虽然没有艾草强，但非要用艾草的话就属于传统艾灸，不方便做，用热敷袋天天灸的力量比很久才做一次艾灸来得更有效。

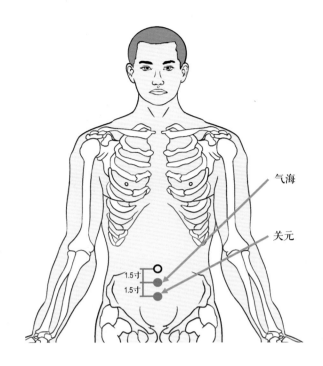

气海在肚脐（神阙）下 1.5 寸，再往下 1.5 寸是关元穴。气海和关元两穴离得很近，所以我们用灸法时，通常能同时罩住这两个穴位。

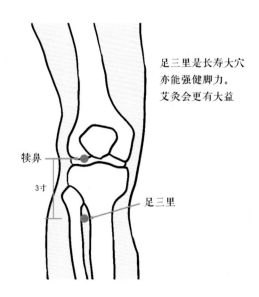

足三里位于小腿上，是长寿大穴，常灸足三里，腿脚会更有力。以前的人出远门前都会先灸足三里，因为灸了足三里，能够多走三里路。一天到晚灸足三里，腿脚的力量会很强。足三里位于膝盖犊鼻下3寸（4指幅），胫骨旁一指幅处。

　　重申这三大气穴的记忆方法：把足三里、气海、关元合记为"山海关"。天下第一关是山海关，可以说明这三个穴位多么重要。常灸此三穴，人能容光焕发，精气神足。

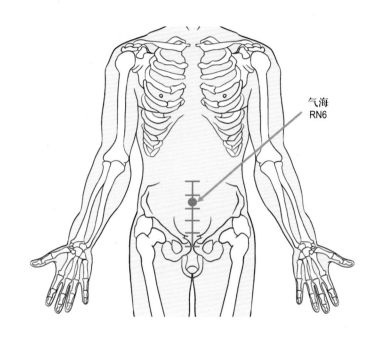

气海
RN6

　　［穴位］气海。

　　［位置］在下腹部，前正中线上，当脐中下1.5寸。

　　［方法］直刺0.5～1寸；可灸。孕妇慎用。

气海穴的取穴方法

　　气海穴是任脉的穴位，要定位气海穴，就要先用手摸到耻骨的位置，把耻骨到神阙穴（肚脐）分为五等分，上3/5和下2/5交界的位置是关元穴，而关元和神阙的中间就是气海穴（也就是神阙下1.5寸的位置）。

外治法剑诀27式

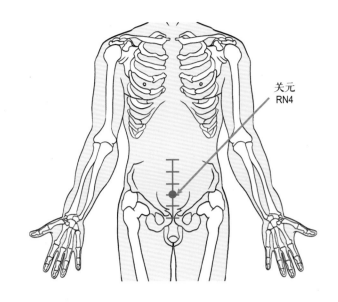

关元
RN4

[穴位] 关元。

[位置] 在下腹部，前正中线上，当脐中下 3 寸。

[方法] 直刺 0.5 ～ 1 寸；可灸。

关元穴的取穴方法

关元穴是任脉的穴位，上文说到，关元穴位于耻骨和神阙穴（肚脐）连线的上 3/5 和下 2/5 处（也就是神阙下 3 寸的位置）。但神阙下 3 寸的取法不太准，最好是用耻骨到神阙分五等分的取法。

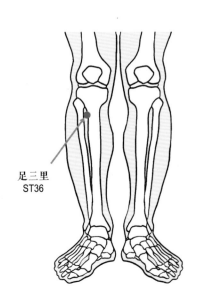

足三里
ST36

［穴位］足三里。

［位置］小腿前外侧，外膝眼（犊鼻）下3寸，胫骨前缘外一横指（中指）处，当胫骨前肌中。《灵枢·本输》："膝下三寸，胫骨外一横指处。"《针灸资生经》："每以大拇指、次指圈其膝盖，以中指住处为穴，或以小指住处为穴，皆不得真穴所在也。……盖在膝髌下，侠大筋中也。则是犊鼻之下三寸，方是三里。不可便从膝头下去三寸为三里穴也。若如今人之取穴，恐失之太高矣。"《循经考穴编》："须于胫骨外容侧指许。"

［方法］直刺1～2寸。艾炷灸5～7壮，艾条灸10～20分钟。

足三里的取穴方法

要定位足三里，就要先找到膝盖的外膝眼，外膝眼下3寸（大概4指幅），胫骨外缘再向外一指幅处就是足三里。

★ 命门、肾俞 ★

除了身体正面的穴位外，还可以用身体背面的命门穴和肾俞穴来辅助正面的三大穴强身健体。命门和肾俞是补肾大穴，经常灸之则肾气旺、内分泌强、老化速度慢。因此，命门和肾俞也是非常值得灸的穴位。命门位于肚脐（神阙穴）的正后方，在脊柱上。而命门穴旁开1.5寸就是肾俞穴。

在背部宜灸命门、肾俞

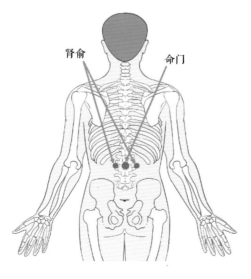

肾俞　　命门

背部灸命门、肾俞，正面灸"山海关"，是防止老化、强身健体的好方法，能达到我们日常保健的目的。此法在很多时候都可以用，由于其没有侵入性，也是属于外治法之一。

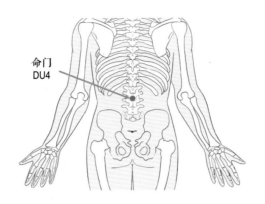

［穴位］命门。

［位置］在腰部，当后正中线上，第 2 腰椎棘突下凹陷中。

［方法］直刺 0.5 ～ 1 寸；可灸。

命门的取穴方法

命门在肚脐正后方脊椎上，也就是第十四椎（即第 2 腰椎）棘突下凹陷的位置。

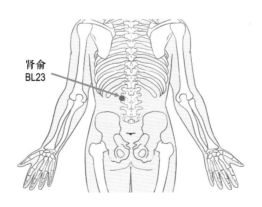

［穴位］肾俞。

［位置］在腰部，当第 2 腰椎棘突下，旁开 1.5 寸。

［方法］直刺 0.5 ～ 1 寸。

肾俞的取穴方式

要定位肾俞，就要先找到命门，命门在肚脐正后方脊椎上，也就是第十四椎（即第2腰椎）棘突下凹陷的位置，找到命门后，旁开1.5寸就是肾俞，左右各有一穴。

本书的27式剑诀到此就结束了，寥寥数字不足以展示外治法的全部功用，如果大家想要系统地学习相关内容，可以配合我们大医小课的课程。另外，对于穴位的定位也可以使用我们出品的问止针灸穴位小程序。

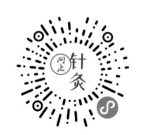

上卷小结

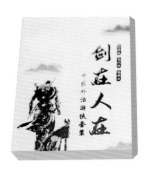

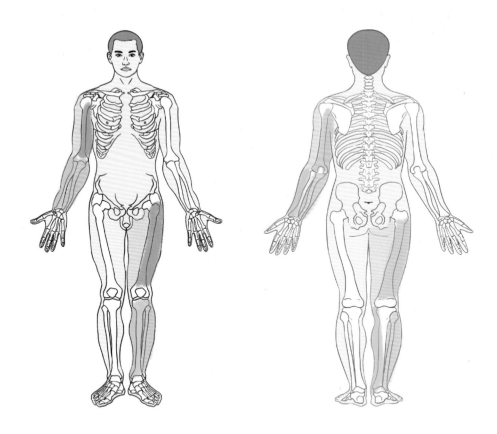

很高兴跟大家讲完了中医外治法剑诀27式。之所以把这27式称之为剑诀，是因为我们动用了工具来做外治法。如果光用手做外治法是很吃力的事，"工欲善其事，必先利其器"，有一套好工具犹如有一把宝剑，再习得用剑之诀窍，面对疾病，挥舞宝剑，剑影闪烁，必将疾病斩于剑下。所以我们将其取名为剑诀27式。

大家不要小看外治法。我们提倡能食疗就不吃药，能用外治法就不用针灸，能自己保健身体就不去看医生。要有"远离医生，找到健康"的思想。虽然我自己是医生，但我还是希望大家的身体由自己把握。因此，外治法是一个非常值得大家多加探讨并运用的方法！

大家是否记得本书开头说到头、手、脚的应用，还有人体X型理论（左边痛找右边，右边痛找左边，左右交叉的缪刺法、巨刺法），这些都是非常重要的方法。本书侧重于讲"功用"，便捷实用的方法一口气传授给大家了。但大家难免会好奇想探究中医外治法背后的根基——这就是我在前文中提到的中医经络学了。人体遍布了经络，经络上分布了诸多穴位。经络和穴位就是外治法的基础。接下来跟随我们的视角，进入本书的下卷——《经络学心法18篇》。

经穴
春秋

下卷

经络学心法 18 篇

在开始讲中医经络学的学习方法和精神之前，我想先和大家分享一个故事。我之前在美国北加州的中医学院修习中医学位，针灸学有六个学分，每个礼拜上三小时课，上一学期得一学分，共需上六个学期，这是一门大课。最后一堂课的最后五分钟时，老师说："我们六学期的针灸课，到现在为止还剩下最后五分钟。好吧，现在开始讲一下重点。"同学们惊呆了，辛苦上课快三年了，怎么现在才说重点？而且剩下的时间不到五分钟。过去三年里极其用功地背诵了无数经穴、针法，难道都不是重点吗？我心中十分不解，也很好奇老师说的重点是什么。

老师说，曾有个西医拜访他，希望学习针灸后去东欧看诊，但是这个西医只有一天的时间可以学习，随即就要动身离开了。老师跟他说"不用一天时间"，老师就跟他讲了五分钟。老师说："针灸的重点在四总穴，四个穴位分别负责四片区域。除了这个之外，或是连这也不会，就哪里痛扎哪里。"就凭借这么简单两句话，后来这个西医到了东欧之后变得很红，还上了报纸。同学们都听傻了，四总穴在之前就学习过了，但这真的是重点吗？"哪里痛就扎哪里"真的有神奇功效吗？

四总穴

四总穴分别为足三里、委中、列缺、合谷，出自明代《针灸大全》中的四总穴歌"肚腹三里留，腰背委中求，头项寻列缺，面口合谷收"。这个歌诀将人体分为腹部、背部、头颈部、颜面部这四大区域。腹部区域包含脾胃、肠道等消化系统，这方面的问题，可选用足三里穴；背部区域主要指膀胱经涵盖的部分，可选用委中穴；头颈部问题如感冒头痛、咽喉病等，可选用列缺穴；颜面问题，如五官，尤其是嘴部病症，可选用合谷穴。

"哪里痛就扎哪里"有两层意思，一是身体哪里痛，就针刺那个痛点。但如果仅仅那么简单，大家都不用学针灸了，直接买针回家自己扎。所以还有第二层意思，是指哪里有问题，就在其相对应的穴位附近找到痛点来下针。

只用四总穴治所有病这件事也不是空穴来风。我后来听说有一派针法不注重选穴，而是在适当的位置附近下针，并通过意念引导气机治疗疾病，四总穴正好可以作为探寻身体各大部位的枢纽。只是笔者未尝学习过此针法，用意念通过针来做气机的导引从而打通所有失调的经络，听起来太过于高深玄奥，似乎不是人人可以做得到。

把针灸化繁为简，倒是临床常用之法。中医界有很多关于经络学的书籍，也不乏完整的教科书，而本书想呈现给读者临床上最常用、最有效、最易学习掌握的经络学知识。本书自然不可取代经络学教科书，但可以给想学习、活用经穴的朋友一个提纲挈领的参考。

早期针灸并不都把针扎进皮肤里。古代的针具制作技术不如现代，那时的针就跟牙签一样粗，现在看起来仿佛能扎死人。对穴道最强的刺激就是针刺。但我们可以用手指或借助工具按压，这就是穴位按压（Acupressure），有时候效果一点都不差。此外，"针灸"二字，是由"针"和"灸"组成，"灸"是指用火烧，用艾草熏。所以除了针刺，我们还可以艾灸。下面会一一跟大家分享这几种方法。

当大家学完经络学，对经络了然于胸之后，便不会因为不识经络而被人骗。你自然也会识破"经络生物电体检""经络CT"或"经络远红外成像仪"等打着中医旗号的把戏。当然，你也会对自己的身体状况有更进一步的了解。

经络学并不容易学。学校一般会上几个学期的课，老师在课堂中讲解得非常仔细。仔细到几个小时下来，同学们都要睡着了。等到毕业后开始看诊时，患者来了，医生却不知道从何下手，这是为什么呢？因为穴位繁多，十四正经上就有三百六十一个穴位，光是记住穴位名称就要花很长时间，还要记住穴位排列顺序、穴位组合、对应病症、针刺方法及深浅、怎么扎、扎多深、扎多浅。需要记忆的东西太多，所以很多人说中医不好学。除了十四正经的穴位，还有奇经八脉、经外奇穴、董氏奇穴、现代手穴、耳穴、头穴等，也有人研究腹针、眼针等多种针法。对一个中医而言，这些都属于针灸的部分，中医师还需要掌握中药、方剂等。因此，很多医生在时间有限之下只得先死记硬背，考上执照之后因为实战不够，很多针灸之道都不能了然于心，面对病情的复杂多变，往往不知所措。

奇经八脉

奇经八脉是指十二经脉外的八条经脉，包含任脉、督脉、冲脉、带脉、阴维脉、阳维脉、阴跷脉、阳跷脉。与十二正经不同的是，它们既不直属脏腑，彼此之间又没有表里配合关系，有"别道奇行"之说，故称奇经。奇经八脉交错于十二经脉之间，具有联系、调节、储蓄经脉气血的作用。其中比较特别的是任督二脉，除了这两条经脉，其余六脉的腧穴都是寄附于十二经脉和任督二脉上的，只有任、督两脉有自己的腧穴，故又与十二正经合称为"十四经"。

经外奇穴

经外奇穴，简称奇穴。名为经外是因为它们不属于十四经，但它们有专有的穴位名称、定位、临床效果，所以统称为经外奇穴。

董氏奇穴

此穴由董景昌先生所传所创，这些穴位并不在传统穴位记载之列，因此被称为董氏奇穴，以其著作《董氏针灸正经奇穴学》的内容为准。

现代新手针

手针是一种以手部穴位来治疗全身疾病的方法，它汇总了历代所记载的手部穴位，经现代医家反复验证、创新、发展而成。而现代新手针是指现代新发现的手针穴位，共有五十四穴，是目前手针的主要穴位。

耳针

耳针指用耳朵穴位治疗全身疾病，由法国医师 Paul Nogier 所创立。1957 年，他在《德国针术杂志》发表了《形如胚胎倒影式的耳穴分布图谱》一文，耳针便在德国针灸界流传开来，之后他又发表了《耳疗法》一文。1970 年，张颖清在中国发表《生物全息诊疗法》，把耳针作为生物全息疗法的一环，引进了中医界。

★ 抓住重点的学习方法 ★

　　经络学这个学科宏大庞杂，学之不尽。但当我悟到一个道理后，我就融会贯通了。

　　小时候经常听到这个道理，只是我们不以为然。小时候，学校墙壁上都写着一句口号，叫"永怀领袖"。这句口号对我个人的修学之路起了很大的引导作用，学好经络学也不例外，要牢记"永怀领袖"这个心法。

　　"领袖"就是领子和袖子。折衣服时，只要把领子和袖子一抓，衣服一抖，衣服很容易就被折好了。抓住"领袖"，就很容易掌控衣服，随我摆弄。这就是"擒贼先擒王"的道理，掌控局面的第一步是抓领袖，擒大王。这个理论用于做学问上也是如此，抓住经络学中的领袖，把握各个经络的重点穴位及其特性、相关治症，学起来就会势如破竹。先掌握大纲，再随着临床运用掌握细节，运用起经络学来就可得心应手。

　　一位本地的老中医曾跟我说过："我一生只会二十多个穴位，就已经是名医了。"很多穴位可以互相排列组合来治疗不同的病症。所以，尽管这位医生只会二十多个穴位，但他运用自如，便有实效。学习的重点在精，不在多。他的诊所生意很好，相信他确实是有真本事的。

　　本书的目的在于帮助大家找到穴位中的"领袖"，所以本书不会讲所有的穴位，那样没有太大意义。本书主要讲解经络上的精选大穴，帮助大家快速掌握实用的经络学。

　　哦，对了，在前文四总穴的故事后续，还真有全凭四总穴就出道行医的，他

下卷

经络学心法 18 篇

的诊所居然一直经营得还不错。

★ 治病除了吃药，还有更重要的方法 ★

自古以来，人们都说中医治病有三法，一针二灸三用药。针、灸和方剂是中医师临床的三大武器。但我遇到一些患者，他们很怕针，也不敢吃中药，按推又很痒，艾灸也怕弄得一身汗，中医能用的方法他们都不能接受，我还有办法吗？难道我劝他们常念南无观世音菩萨或者去祷告吗？

办法还是有的，跟大家分享一个实例：有个胃酸过多的患者来找我，她说她长年吃胃药，也看过中医吃过中药，胃部舒服一段时间后又犯病了。我对她说："对！这些都不能治你的病。你得做到'饭水分离'，也就是吃饭不喝水，喝水不吃饭。"患者虽然半信半疑，也觉得这一点很难做到，但在我的规劝下，她还是去尝试了。她已经吃了近十年的制酸剂，现在稍微改变一下生活习惯，坚持一个月也无妨。结果，不到一个月，她就跟我说不再吃胃药了，胃也不会痛了。这就是不用药、针、灸的治病实例，甚至不需要医生，不用花钱——那天跟她讲完，我就叫她回家，我没有收钱，因为我没做什么。我们在吃饭的时候，胃分泌胃酸消化食物，这时候灌水进去稀释了胃酸，"聪明的身体"察觉到胃酸浓度不够，于是就分泌更多的胃酸，久而久之，胃酸就会过多。而吃制酸剂更属于火上添油的举动，得一时之舒适，日后病情却越来越严重。高明的解决之道便是"饭水分离"，只依靠改变生活习惯就可以治好病。当我们明白这个道理后，平时没有胃病也尽量做到"饭水分离"——这就是"上医治未病"，在疾病未发生时就遏制它发生的途径。但如果疾病已经形成，医生用"针、灸、药"是必需的能力，这是帮助患者更快地解决问题。上文的胃酸患者，如果改变生活习惯再配合针灸治疗，病症会好得更快。

胃酸过多的针灸治法

公孙、内关、梁丘、至阳、膈俞（浅刺，先针后灸）、中脘（拔罐，灸）、巨阙（灸）、下脘（灸）、梁门（灸，男直接灸，女隔姜灸）。

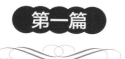

随身是宝的绿色医学

"学医不知经络，开口动手便错"，这句话代表了经络的重要性。学中医的人若不懂经络，那便学不到精髓。普通人不当医生，为何还要学经络呢？因为身体的经络就是药，每个人都随身带着药，只是大家还不知道。当身体出毛病，又找不到医生时，打开穴位的开关，问题就解决了。

我曾在多年前和家人坐船，到海上时我父亲上吐下泻，我儿子的脸则在前一天船靠岸时被虫蚊叮咬得肿起来。我太太建议去看船上的西医，她认为对付这种当地的疾病，还是随船的医生经验丰富，更为可靠。我们去到医药室，赫然看到墙上贴着"看诊一次 280 美元（不含药）"，我父亲看到这个价格，病立马好了一半。接着，他让我用中医给他试试。于是，我帮他针刺、推拿，半小时左右他就好了，省下了一笔费用。然后，我帮儿子扎了十二针，再用一些按拨手法，不到一小时，儿子的脸肿也消退了。人体的经络就是强大的绿色药物，针灸学是强大的绿色医学。在有限的资源下，懂得经络治疗是一项本领。

有时候，我们出门时没有带药。没关系，有手就行了，有手就能按推。如果随身带几根针就更方便了。像我们去义诊时，恨不能小皮箱里能装一万根。因为义诊时常无法用药，多靠扎针。虽然帮每位患者针刺是一件很辛苦的事，但看到患者症状改善，我就觉得所有心血都是值得的。我很少一天内扎那么多针，有一天我治疗了二十四个患者，我就很开心地跟一起来义诊的志工炫耀，结果旁边的志工大姐说："林医师，你才扎了二十四个患者，那位讲广东话的医师今天看了七十多个了。"第二天，我就特别关注那位医师，发现他扎针的速度跟农人插秧一样快，问完患者身体情况后，针就咻咻咻地下去了，从第一间临时看诊室扎到最后一间，然后再回来拔针。

我还曾看过一位医生一天看五百个患者。他一手拿着夹子夹着棉花，蘸酒精的速度就像吃饭蘸酱油一样快，他问患者哪里不舒服，患者说"头痛"的痛字还没讲完，针就扎到他脑壳上了。这样听着好像很吓人，但有时候患者太多也没有办法。之前我还听说有一位前辈去海外义诊，遇到一千多人在排队，于是他就只得一直不停地扎针扎针扎针，大概像啄木鸟那样，没时间吃饭，上厕所。经络学和针灸学真是迷人！

总之，当我们身体有毛病时，要记得用我们身上的药！我经常倡导大家要学会自我保健，这样才能进一步照护家人并帮助别人，我们最希望的事就是家庭幸福、阖家安康，不是吗？

★ 究竟法门和方便法门 ★

我认为，学习经络学有两大法门，一个叫"究竟法门"，一个叫"方便法门"。究竟法门是改善人的体质，让身体变强，用身体的正气把自己的病治好。这个法门在身体没什么毛病的时就要开始了，我们常说要灸关元，不是等生病时才灸，而是平时无事发生时就开始灸，越灸身体越强，不易衰老，这种就是究竟法门。

而方便法门则较无奈、被动，属于临时之举，指的是只处理眼前的症状，譬如遇到突发肚子痛，就需先用方便法门解决目前的症状，再用究竟法门改善体质。改善体质需要至少一个月的时间。因此我们先遵循"急则治其标"的法则。

★ 标本理论的治症原则 ★

只治本

○ 症状由病因直接产生→只治本

○ 例：

- 脉管炎引起的水肿应该如何治疗？→只治脉管炎
- 肾小球肾炎引起的血压高应该如何治疗？→只治肾小球肾炎
- 一个脾气虚腹泻的患者应该如何治疗？→健脾
- 肾不纳气引起咳喘的患者应该如何治疗？→补肾

标本同治

○ 慢性病造成严重临床症状或两个不同病因在同一脏腑→标本同治
○ 例：

- 慢性脾气虚引起的崩漏，进而造成贫血的患者 → 气血兼治

先治标，再治本

○ 影响生命→先治标，再治本
○ 例：

- 一个脾虚痰多的患者，因为痰多造成气喘而无法呼吸，此时应该如何
治疗？→ 先化痰平喘助呼吸然后再治脾阳虚

先治本，再治标

○ 正气太过虚弱→先治本，再治标
○ 例：

- 一个体质虚弱又有慢性支气管炎的老年人，现在还有风寒感冒，应该
如何治疗？→ 先扶正气再治感冒

就经络穴位而言，究竟法门所用的穴位是着重改善整体体质和身体平衡的，重点在于平时的保健，是养生、防老、治未病的外治法；方便法门所用的穴位是用于遇到日常疾病时当即能缓解病症的，如头痛、肚子痛、脚痛、腰痛等，以便大家在无人帮助的情况下帮助自己。

这一点非常重要，很多外治法需要他人相助，但我所推荐的方法则是自己就能实行，毕竟靠自己才是最稳妥的方式，一直请别人帮忙也不是个办法。常言道"求医不如求己"，所以自己能按推到的穴位非常重要。

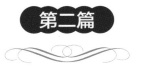

五行观念与经络脏腑

要深入了解经络，五行观念的运用很重要。我们简要地介绍一下：

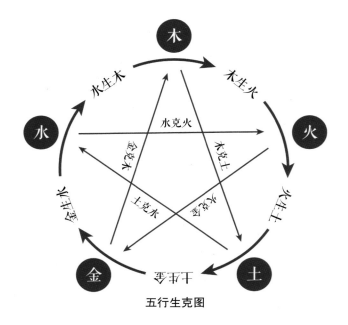

五行生克图

首先，我们来讲五行——木火土金水。五行是古人用于解释很多宇宙现象的理论。这个理论认为，万事万物皆可分为五类，这五类东西的能量相生相克。"生"的意思就是"产生"，而"克"的意思并不是"破坏压抑"，而是"控制"的意思。而中医的"乘"表示"控制得太过导致破坏"，如木乘土，土乘水，水乘火，火乘金，金乘木。

木生火、火生土、土生金、金生水、水生木，这是相生循环。土克水、水克火、火克金、金克木、木克土，这是相克循环。我们讲五行是因为下文讲的经络也是分为木火土金水的，每一经有它代表的属性，所以，我们先了解五行概念，下文看到与经络、与五行属性相关时就容易懂了。

★ 五行生克常识 ★

木火土金水的排列是相生的顺序，我们可以用常识去帮助记忆它：

- 木生火：这很好理解，大家都听过钻木取火，拿木材去烧就会生火。

- 火生土：火烧东西，烧到最后一切都变为灰烬，就成了土，于是有了火生土的说法。

- 土生金：金属是从土里挖出来的，所以说土生金。

- 金生水：这一点比较特别，源于古人的日常观察，人们注意到户外的早晨，金属表面会产生露水。

- 水生木：植物被水浇灌或在有水的环境里才能生长，植物不一定要有土才能长，有水就可以开始发芽成长，例如水耕蔬菜。

相生的过程从木开始，回归于木，形成了一个圆的闭环。

另一方面，相克也形成一个循环，我们依然尝试理解和记忆其中的关系，但要注意"克"是指"克制、控制"的意思：

- 水克火：这是大家都知道的，水可以控制火的蔓延。

- 火克金：金属虽然坚硬，但在高温中燃烧也会熔化。

- 金克木：我们用金属做的斧头来砍树。

- 木克土：若一块土地一直栽种植物，久之，土地便会贫瘠，植物会把土的养分全部吸收掉，所以木克土。

- 土克水：水遇上了土，不是被吸收就是被阻挡。所谓"兵来将挡，水来土掩"。

以上是五行的记法，合乎逻辑，虽然一时还不知其用，但用其理解经络之间的关系是极好的。现在是否记忆取决于自己，不记也没关系，日后讲解经络时大家便熟悉了。

经络学心法18篇

★ 五行应五脏五色 ★

五行还有颜色对应，木火土金水相对应的颜色分别是青赤黄白黑：

● 木对应青色。

● 火对应红色。

● 土对应黄色。

● 金对应白色。

● 水对应黑色。

它们又分别对应五脏：

● 肝属木：肝就像树木一样可以吸收转化营养，并且能够疏泄条达。

● 心属火：心是人体的热源、火源，所以心属火。

● 脾属土：脾胃消化吸收是一切生命的活动基础，如同土是承载和生养万物的基础一般。

● 肺属金：肺和金都比较燥，所以肺属金。

● 肾属水：肾负责水的输泄，所以肾属水。

下文会提到中医五脏和六腑的配对，这里先涉及一小部分：

其中，肝和胆是一组，所以中文常说"肝胆相照"。现代医学认为，胆囊在肝脏的下面，肝脏分泌胆汁，储存在胆囊中。胆汁不是由胆囊制造，胆囊只是个容器，在需要时负责把胆汁喷出来。肾和膀胱是一组，肾脏制造尿液储存在膀胱。脾和胃是一组，负责消化，我们经常讲"脾胃"，它们两者联系很紧密。前三组好记、好理解，难记忆的是后两组。心和小肠为一组，中医认为心移热于小肠，小肠又叫红肠、赤肠，它的温度跟心脏差不多，心脏的温度会先让小肠热起来。最难理解的是肺和大肠这组，肺跟大肠怎么会联系在一起呢？明明肺在上连着鼻子，大肠在下连着肛门，一个向上，一个向下，它们的联系就是一个学问了。现代医学认为，大肠是人体最后一道关卡，吸收最后一部分水分，因为身体的水液很珍贵，不能随便浪费。肺脏通过呼吸把水液以水蒸气的形态排出去，我们对玻璃呵气时，玻璃上会出现一片水汽，这就是呼出来的水蒸气凝结物。所以回收水跟排出水的脏腑配成一组，就是肺和大肠。中医治病时，这一组脏腑关联很大，我们可以暂且记住。

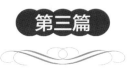

经络家族和十四正经

中医诊所的墙上多半会有几张人体经络挂图，一个人体没穿衣服，上面密密麻麻的穴位点，小孩看会感觉害怕。但临床真的有人把患者背部扎成挂图一样，扎一百多针。其实这是一种"保本"的心态，患者以为针扎得越多越划算，这样比较"够本"，扎的人也想着反正顺便练针，就一直扎。人的背后分布的是膀胱经和督脉，它们统领着全身和各个脏腑，所以很多人不知道用什么穴位，就在背后全部扎上针，刺激全身五脏六腑，最后就扎成挂图人。

我们所说的"经络"是指人体内经脉和络脉的总称，凡是直行干线都称经脉，而由经脉分出来的支脉叫络脉。整个人体的经络系统包含以下部分：

- 十二正经
- 奇经八脉
- 十五络脉
- 十二经别
- 十二经筋
- 十二皮部

经别

《黄帝内经》的《灵枢·经别论》中有对经别做出说明。经别是由十二经脉另行分出的经脉干线，循行于身体深部。身体单侧的十二条经脉是从正经经脉分出，经过全身后又走回正经经脉中。其途中会经过躯干、脏腑、头顶等各个部位。六阳经的经别则回到阳经中，六阴经的经别流回到与之相表里的阳经中，从这里也可以看出，十二经别可以加强阳经和阴经之间的联系。我们把十二经别根据阴阳分为六组，这六组互为表里，简称"六合"。

★ 十二正经 ★

先来谈谈最重要的"经脉"吧！经络图上有很多条线，把穴位一个个连起来，这些线就是经络，严格说来是指十四正经。而十四正经除去任、督二脉，称为十二经络。这十二经络是各自连着脏腑的，可以分为手足各二组，我们列表如下：

- 手三阴经：手太阴肺经、手厥阴心包经、手少阴心经。
- 手三阳经：手阳明大肠经、手少阳三焦经、手太阳小肠经。
- 足三阳经：足阳明胃经、足少阳胆经、足太阳膀胱经。
- 足三阴经：足太阴脾经、足厥阴肝经、足少阴肾经。

在十二经络的命名中，"手、足"二字是用来表示经脉大部分是循行于手上或是足上。太阳、太阴、少阳、少阴、阳明、厥阴则表示阴阳力量的大小。阳是无形的，是能量；阴是有形的，是物质。比如，一只手很有力，你看它是看不见这个"有力"的，但一旦打了你的头，就可以感觉出来"这只手的力量是很强的"，这就是阳；一只手很肥，你直接就能看见"肥"这个形态，这就是阴。骨头、血液、皮肤等，这些看得见的都叫阴。所以当一个人身上有形的东西很多，这个人的阴就很盛。一个人阳很盛，则是无形的东西很多，即功能和能量很强。

★ 十二正经和经络的时间循行关系 ★

十二经络中的经络之气是按照一天十二个时辰来排列依序循行的。第一条是手太阴肺经，它的循行时间是寅时（凌晨 3 ~ 5 点），接着是按照大肠、胃、脾、心、小肠、膀胱、肾、心包、三焦、胆、肝的顺序依次循行。每条经络对应一个脏腑，然后再按照时间排列循行，像早上三点到五点是肺经循行的时间，每个经络循行两个小时，就换下一条经络。经气走到哪条经络，哪条经络的脏腑感受就最强烈，如果脏腑有什么疾患，它就会在其经的循行时间反映出来。

十二时辰是指：子、丑、寅、卯、辰、巳、午、未、申、酉、戌、亥。"肺寅大卯胃辰宫，脾巳心午小未中，申胱酉肾心包戌，亥焦子胆丑肝通。"

这个十二经络循行与时辰的口诀，每个中医人都应该背过。

时辰	经脉	时间
寅	肺经	3：00～5：00
卯	大肠经	5：00～7：00
辰	胃经	7：00～9：00
巳	脾经	9：00～11：00
午	心经	11：00～13：00
未	小肠经	13：00～15：00
申	膀胱经	15：00～17：00
酉	肾经	17：00～19：00
戌	心包经	19：00～21：00
亥	三焦经	21：00～23：00
子	胆经	23：00～1：00
丑	肝经	1：00～3：00

熟知经络循行的时间可以让我们找到身体状况的相关痕迹，如：

一个人每天下午五点到七点会感觉很累，五点前精神还好，七点后也还好，就五到七点之间特别累、没精神，这是肾阳虚的表现。精神不好是无形的虚，即阳虚，下午五点到七点是足少阴肾经的循行时间，结合这两条线索判断患者可能是肾阳虚的情况。

如果一个人到了中午就会慌乱、心不安，则可能患有心阴虚证。中午这个时间是十一点到一点，也就是手少阴心经的循行时间。

如果一个人在凌晨一点到三点之间突然醒过来，而且每次都同一时间醒来，一睁开眼，发现时钟上显示的时间都一样，这时候要注意了，可能此时去医院检查，检查不出什么病变，但两年后发现是肝癌。因为这个时间是足厥阴肝经的循

经络学心法18篇

行时间，原理是经络循行到这个脏腑发现气机不通畅，人就会醒过来，所以都是固定的时间。此时，身体里已经形成了一些阴实（阴实的意思是有形的东西变多了，如息肉、囊肿、肿瘤），但肝脏不会痛、不会叫，等到身体觉得痛时，已经是肝胀到很大，压迫到旁边的神经了，到那时医生一查，可能就是肝癌末期。西医有句话，"肝癌是隐形的杀手"，就是因为它要生长到某个程度才能被人发现，患者才感觉不舒服，但那时已经为时晚矣。然而，经络在两年前就已经发出信号了，当身体只有一点阴实、一点不通时就反映在半夜固定时间醒这个症状上。凌晨一点到三点是肝的循行时间，晚上十一点到凌晨一点则是胆的循行时间。像胆结石的患者通常会在晚上十一点到凌晨一点这个时段固定醒来。如果患者固定在早上四点醒，就可能是肺有问题。有人好奇如果卡在三点整醒来，算是哪条经出现问题呢？答案是凌晨三点及以后就算是肺经了。像这种虽尚未形成明显的病痛，但我们就知道可能有隐藏的问题，于是展开治疗，这就属于"治未病"的范畴。

另外，还要注意太阳的光照时间，所谓"天人合一"，就是说自然环境是会影响到生理的。我们说的循行时辰中的午时为中午十一点到一点，其实是以太阳在最高点的时候来算的。如果大家坐飞机从美国加州飞到中国深圳就会发现经络的循行被打乱，我们会感觉整个人疲惫不堪，需要调理一下身体，这也是我们常说的"倒时差"。身体调理几天后会重新对准当地时间的中午十二点，并依此进行经络循行。

★ 十二正经的循行路线 ★

本书会把经络图中的重点穴位整理出来，列出需要大家记忆的大穴。学习这些穴位不仅可以治病，还能拿来诊断身体情况。有些中医师在看病时，会在患者身上不同的穴道按一下，询问患者会不会痛，这是在临床上很好的诊断指标。医师在诊断时可以利用穴位压痛来辨别身上的问题，比如小腿内侧脾经上的穴位有压痛多指向湿重，背上膀胱经上的俞穴压痛可对应相应脏腑出现问题。以下这个表就是脊柱两侧膀胱经俞穴所对应的身体脏腑器官的略图。

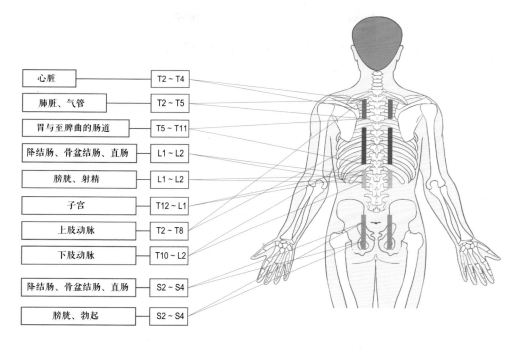

心脏	T2 ~ T4
肺脏、气管	T2 ~ T5
胃与至脾曲的肠道	T5 ~ T11
降结肠、骨盆结肠、直肠	L1 ~ L2
膀胱、射精	L1 ~ L2
子宫	T12 ~ L1
上肢动脉	T2 ~ T8
下肢动脉	T10 ~ L2
降结肠、骨盆结肠、直肠	S2 ~ S4
膀胱、勃起	S2 ~ S4

有关经络的循行，我们会在本书各经脉介绍时分别说明。但在这里先大略说明手足阴阳经的循行方向：

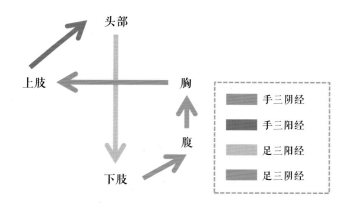

- 手的三阴经都是从胸往手的指端方向循行。
- 手的三阳经都是从手的指端往头部的方向走。
- 足的三阳经都是从头向脚趾端的方向走。
- 足的三阴经都是从脚趾端往腹部的方向走。

★ 十二正经的体表位置 ★

前面讲到了十二经脉和时间的关系及循行的路径。下面是一个十二经脉在体表位置的相关整理。读者如果能够配合经络图或经络的人体立体模型来看，就可以很快掌握各经络的所在空间，再配合其按时间循行的规律，就能建立起一个立体的经络图。这就为以后针对症状来选取经络打下了扎实的基础。

十二经脉的体表位置相关整理

手三阴经			足三阴经		
上肢			下肢		
阴面桡侧	阴面中央	阴面尺侧	内面前侧	内面中央	内面后侧
太阴肺	厥阴心包	少阴心	太阴脾	厥阴肝	少阴肾 |（←阴脏）
↕	↕	↕	↕	↕	↕
阳明大肠	少阳三焦	太阳小肠	阳明胃	少阳胆	太阳膀胱 |（←阳腑）
阳面桡侧	阳面中央	阳面尺侧	外面前侧	外面中央	外面后侧
上肢			下肢		
手三阳经			足三阳经		

（相表里）

★ 一见到病症就立刻联想到的穴位 ★

本书从这里开始讲解穴位，虽然讲的大部分是大穴，但数量也不少。医者往往会根据临床经验，习惯用一些常用穴。我做了一张表，叫作"一见（剑）即得穴位汇总"，即一见到病症就可考虑使用的穴位，一扎针下去往往就会起效，见下文附表。做这个是为了应对一些紧急情况，比如门诊外有一千多人排队等候扎针，这时一见到病症，脑子里就要瞬间浮现出对应的穴位。这是基础中的基础。比如遇到妇科病实证时就要立刻联想到中极穴。妇科病中的热证可能表现为一个人隔十来天就来一次月经，一个月来两三次，很频繁，还伴随脸色红、舌红、易流汗、口渴、便秘等。若是妇科病中的虚证，则常表现为无力、脸色白、溏泄（拉肚子）等。治疗妇科病中虚证的主要穴位是气海和关元，下文中也会讲到。

对于这些与穴位相关的治症细节，本书都会有详细的介绍。虽然前文我们讲过四总穴，但实际在临床上，好用穴位的数量还是超出四总穴或八总穴范围的。临床治疗疾病时往往选取一组最适用于目前病症的穴位，而在穴组的选取过程中，下面列出的穴位往往是治疗大方向上的主力穴，扮演着主要的治疗角色。针灸用穴的原则是要以最少的穴位达到最大的效果，所谓"用针如用兵，贵精不贵多"，尽可能使用少量穴位，发挥最大的疗效，这才是针灸医疗的最高境界。治疗大方向的穴位如下：

一见（剑）即得穴位汇总

■妇科病一见即得的穴位：

——妇科实证：中极

——妇科虚证：气海、关元

■一见妇科病有热：中极

■一见实证痛经：地机

■一见湿证：阴陵泉

■一见阴阳气血虚：关元（气海：只针对气虚、阳虚）

■一见气滞：合谷、太冲

■一见气虚：足三里

■一见阴虚：三阴交、列缺、照海

■一见阳虚：足三里、气海、关元

■一见痰：丰隆

■一见血的问题：膈俞、脾俞、三阴交（血海：活血行血但不补血）

■一见胃：中脘、足三里、内关

■一见面瘫：合谷、翳风

■一见腹泻或便秘：天枢

■一见肚腹所发生的任何病：足三里

■一见腰背部位的疾病：委中

■一见所有头部的疾病（如头疼、头晕、呕吐）：列缺

■一见嘴周围和脸上的疾病：合谷

■一见腹部以上胸膈部位的问题：内关

■一见小腹的疾患：三阴交

■一见臀部、骨盆的问题：环跳

■一见肝胆问题及筋痛：阳陵泉

■一见颈部问题：后溪

■一见身热或欲解表：曲池

■一见脱证：百会

阴经之海——任脉

前文讲到的十二正经，再加任督二脉就是十四正经。在十二正经中，每条经络都是两条，一左一右，左右对称。而任督二脉位于人体正中线上，所以各只有一条。以前在中医学院读书的时候，我每天早晨起床都要把整个经络背一遍，才能记熟。如果只是想运用经穴来治病，不一定要背完全部穴位，记得最重要的信息即可。虽然内容精简，但也足够普通人在生活中运用了。运用的机会多了之后，这些内容就会慢慢融入我们的血脉里，贯彻到我们的行动中，我们对此就能印象深刻。我们只要紧抓住"领袖"，就可以以简驭繁，再慢慢增长功力，有朝一日也能有所小成。

运用这些真正实用的经络穴位，有时会出现一些别人看起来是奇迹的成效。我在一次义诊时，遇到一位肾结石患者，还是个拉丁裔的年轻爸爸，一家人陪他一起来就诊。他们从前一天晚上九点排队，到早上五点才得以进来，由于文化背景的影响，他先选择了西医，但西医想给他止痛剂，因为那家医院没有碎石机。但是患者表达吃过止痛剂，并且没有效果，这时西医在病历上写"转诊中医"，患者就到我这里来了。他当时痛得全身冒冷汗，甚至不断发抖，我按压他的肾石点（太溪和复溜之间），果然很痛，然后找到他最痛的位置，用两寸针扎进去，患者的痛感立刻消失，留针十五分钟后起针，患者感到特别舒服。患者疑问是不是这样就好了，我告诉他由于他的结石不大，我用针刺激他肾经上的穴位，振动整个肾经，让结石移动而出便可治愈。看西医也是这样的原理，想办法让结石移动，再排出体外。如果中医师用药来排出肾结石，我们会以猪苓汤加四逆散为主药，再加海金沙和五倍子，让患者内服。如果我们遇到没有医生的情况，又遇到肾结石的患者，就可以狠狠地按压他的肾石点，此时往往会听到患者一声"哀嚎"，后又化为平静，肾结石之痛便可缓解，为后续用针或用药彻底治愈肾结石赢得时机。其实按压肾石点的痛跟肾结石本身的痛比起来轻微多了。

★ 在身体正面的任脉 ★

任脉位于人体正面正中线上，只有一条，以下开始讲解其中的重点穴位。

◆任脉常用大穴一览

膻中 气会穴，治胸闷胸痛

中脘 治胃的各种问题

水分 治虚证水肿

神阙
温中，止泻，
回阳救逆，只灸不针

关元
三大强壮要穴之一

中极 治小便问题

任脉不通的常见症状：

怕热汗多、阴阳失调、月经不调；
阳痿、性冷淡、消化不良、胸闷、气喘

★ 任脉上的重要穴位 ★

中极穴

中极在神阙下四寸的位置，这个寸不是量尺上的寸，这个"寸"是指"同身寸"，跟每个人身体的比例有关。一寸是中指第二节的长度，中指卷曲起来，侧面可看到折线形成个英文字母"Y"，"Y"上面两端的距离就是一寸，这就是同身寸。还有一个取法，就是四根手指（食指、中指、无名指、小指）合起来的宽度是三寸。同身寸都要用每个人自己的手来算，不能用自己的手去量别人的身体，因为每个人体型比例不一样。如果这个人矮小，他的手就比较小，他的一寸就小；如果这个人高大，他的手也比较大，他的一寸就大。

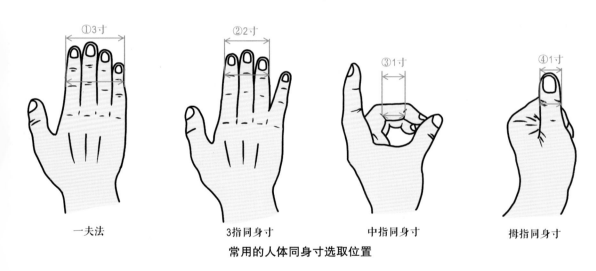

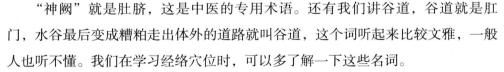

常用的人体同身寸选取位置

"神阙"就是肚脐，这是中医的专用术语。还有我们讲谷道，谷道就是肛门，水谷最后变成糟粕走出体外的道路就叫谷道，这个词听起来比较文雅，一般人也听不懂。我们在学习经络穴位时，可以多了解一下这些名词。

中极这个位置很重要，它可以治疗小便方面的问题。小腹下方有个穴叫曲骨穴，曲骨是位于生殖器上方耻骨联合上缘的中点，曲骨再往上一点就是中极。

经络学心法 18 篇

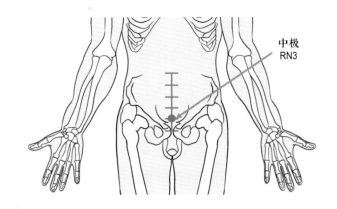

［穴位］中极

［位置］在下腹部，前正中线上，当脐中下 4 寸。

［方法］直刺 0.5 ～ 1 寸；可灸。

关元穴

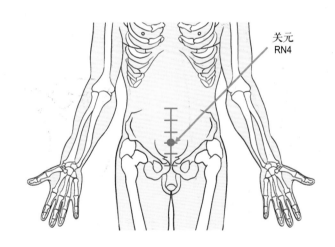

［穴位］关元

［位置］在下腹部，前正中线上，当脐中下 3 寸。

［方法］直刺 0.5 ～ 1 寸；可灸。

关元穴，位于神阙（肚脐）下三寸，属于三大保健要穴之一，既然是保健穴，就属于我们的究竟法门行列，即有病没病都可灸的穴位。关元穴非常好用，担心衰老的人就要常常去灸它。在古书《扁鹊心书》中有一个例子：一位老人，年逾九十，身体仍很强壮，因为他每天灸关元，一直灸到关元穴上的皮肤变成黑色。以前做艾灸十分麻烦，既要躺着，又要书童在旁帮忙换艾炷，艾灸过程中还把整个房屋搞得烟雾缭绕。现代人用灸法就很轻松，用微波炉加热热敷袋，放在肚子上灸即可，热敷袋还能重复利用。很多人在公司就准备了一个热敷袋，善用公司"微波炉"的资源，常常热敷关元穴可以提升自己的阳气，上班也能做灸法，不受场地、时间的限制，还有比这方便的温灸之法吗？

在前文，我们讲到三大保健要穴关元、气海、足三里，可以被简称为"三海关"，借助了天下第一关山海关的谐音，以此加强记忆。我们要善用灸法去灸这天下第一关。

有人认为，艾灸需要用到艾草，因为艾草热性强。但我认为，热敷袋虽无艾草之力，但其简便易做，每日用热敷袋灸比偶尔艾灸效果更佳。

关元位于神阙（肚脐）下三寸，三寸就是除大拇指外的四根手指宽，我们用自己的这四根手指，上缘贴着神阙，下缘就是关元穴的位置，然后关元和神阙的中点是气海，即神阙下一寸半、关元上一寸半处。气海的意思是气的海，是补气要穴。关元的元的意思是原始、原点，是强身健体、补元气的要穴。我们平时可以同时热敷这两穴，我用电脑办公时常常如此，别人工作劳心伤神，而我则是一边调理身体，强化阳气，一边工作。

我跟大家讲一个我一边上班，一边运用中医的故事：

有一次我在美国佛罗里达州我老师倪海厦先生的汉唐中医学院跟诊，脚不小心被一种黑黑的蚊子叮了很多包，回来后非常红、非常肿，且那种痒的痛苦程度是痒到了心坎里。从诊所回来，我还得回公司，我在办公室痒得受不了了，就想起倪师教的一套"皮五针"，用这组穴位治疗皮肤病、皮肤痒的效果非常好。于是，我赶快从背包里拿出随身带的针灸用具，在办公室里火速地扎起来了。我的办公室有个人隔间，且位置偏僻，所以我就想着应该没人发现我在扎针，且因为我的皮肤奇痒无比，顾不得那么多了。两边各扎五针，共十针，扎完后松了一口气，再继续写电脑程序。

我当时的老板是美国白人，他在我扎针时突然走进来，看到我浑身是针，吓了一大跳。他有点害怕，问我为什么全身是针，我跟他说是中医的针灸术。他知道针灸，并关心起我的身体状况来，我怕他担忧，只好随口说："我们华人都知道这个，没什么的，我们有点小事就扎针。大部分的人都会的。"后来，我的老板得知针灸可以治腰痛，在一番思考后让我给他试一次。他也算是有冒险精神的人了，但我彼时尚未取得州医师执照，为了合法性，我选择用按压穴位的办法帮助他，结果效果立显，令他惊讶不已，且令他误以为华人都懂得穴位治疗。

神阙穴

神阙穴，也就是肚脐。这个穴位一般只灸不针。有一种灸法叫隔盐灸，就是用盐巴把肚脐填满，把艾草放在盐巴上面点燃。这种方法适用于凹的肚脐，不太适用于凸的肚脐，但也可以把盐往凸肚脐上堆，堆成一个金字塔，再拿艾条对着盐巴灸。灸神阙的功能是温中、止泻、回阳救逆，尤其是温中止泻的效果很好；灸神阙治疗全身乏力也很有效。一般日常生活中，我们很少遇到需要回阳救逆的患者，那属于专业医疗的危急证范畴，需要由专业的医师负责。关于止泻，我们有很多便捷的方法，我们在书里会多次讲到。古书说神阙穴禁针，这是因为古代的针具较粗，扎此穴很痛，且以前的卫生条件也不够，民俗里讲究不要洗肚脐眼，所以肚脐眼比较脏，用粗的针扎下去可能会引发感染。现在的针具非常细，而且也多是一次性针，针刺前先清洁表面皮肤，所以要扎此穴也是可以的。不过此穴的应用仍旧以灸为主。

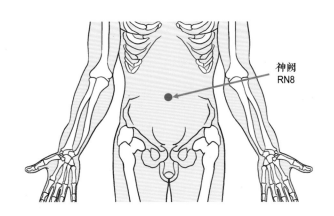

神阙
RN8

［穴位］神阙

［位置］在腹中部，脐中央。

［方法］禁刺；可灸。

很多问题都可以通过按揉肚脐来缓解。台湾有句俗语："叫医生，叫不来，来了也只会治肚脐。"这说的就是隔盐灸和按揉肚脐之法。这两个小方法是以前的人都知道的治疗方法，但现在很多人已经不知道了。殊不知，在缺医少药的年代，经络学的知识是何其宝贵！有时候效果比用药更快。比如，痛经可以通过按压十七椎（第五腰椎）附近的穴位和痛点来治疗，古书记载，当时的妇女都会使用此法，妈妈们代代相传，但如今很多人听都没听过，这些小方法已经渐渐失传了。

水分穴

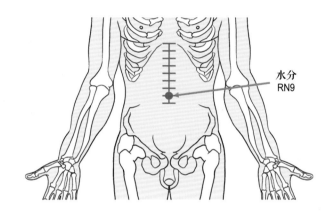

水分
RN9

［穴位］水分

［位置］在上腹部，前正中线上，当脐中上 1 寸。

［方法］直刺 0.5 ～ 1 寸；可灸。

水分穴，神阙（肚脐）上一寸的位置，专治虚证水肿。

虚证和实证怎么分？这里跟大家介绍中医常用的区分方法。拿肚子痛为例，当我们按压患者的肚子，患者会感觉比较舒服，越按越舒服，这个就是虚证——虚证喜按。实证则跟虚证相反，患者的肚子按了更痛，甚至连按都按不得，像便秘引起的肚子痛就是肚子里面有东西结成一块，阻塞了肠道，导致肚子疼痛，按下去更痛，这就是实证——实证拒按。虚证的水肿可以用水分穴，包括脸水肿、脚水肿等各种水肿。水分这个穴位也是很适合灸法的穴位。

水分和足阳明胃经的"水道"两穴常常搭配使用，治疗水肿和腹水的效果很好。古人给穴位命名的时候暗藏了智慧，通过这两个穴位的名称可以推测，"水在这里分流""水流的通道"，便知道这两个穴位专治与水液相关的病症。对这两个穴位可以同时用灸法，但遇到患者腹部太过肿胀而不方便躺下时，也可以使用针法。但整体而言，在这两个穴位用灸法效果比针法好。

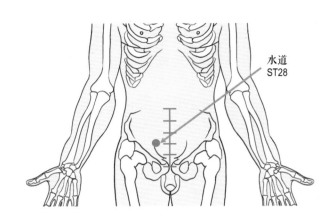

［穴位］水道

［位置］下腹部，脐中下 3 寸（关元）旁开 2 寸处，当天枢下 3 寸。

［方法］直刺或斜刺 1 ～ 1.5 寸。艾炷灸 5 ～ 7 壮，艾条灸 10 ～ 20 分钟。

中脘穴

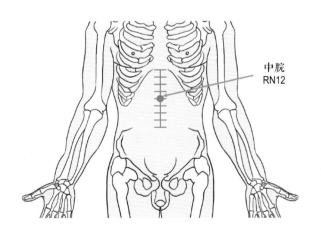

［穴位］中脘

［位置］在上腹部，前正中线上，当脐中上 4 寸。

［方法］直刺 0.5 ～ 1 寸；可灸。

胃部问题首先要想到中脘穴。中脘位于鸠尾（胸骨正中下凹陷处）和神阙（肚脐）连线的中点。使用中脘穴，我们通常采用针刺的方式，也可以用灸法或按压此穴。胃痛时，我们除了选用此穴外，还会选血海和梁丘两穴，下文会仔细讲解。

膻中穴

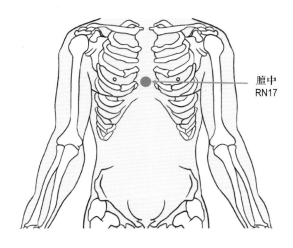

膻中
RN17

[穴位] 膻中

[位置] 在胸部，当前正中线上，平第 4 肋间，两乳头连线的中点。

[方法] 平刺 0.3 ～ 0.5 寸；可灸。

膻中穴位于两乳头连线中点，这定位法在男生身上比较准确，女生可以找第四肋间隙的中间。膻中穴主治胸闷、胸痛，配合昆仑穴一起使用效果会更好，需注意顺序，要先按揉昆仑再按揉膻中。按膻中的手法很特别，一手平放在穴位上固定不动，用另一只手压上去，推动底下那只手顺时针画圈，做完再逆时针画圈。因为直接按膻中会令人感觉很痛，所以隔着一只手做缓冲，用另一只手施加力量。很多人误以为胸闷就是心脏出了问题，其实并不一定。当患者胸闷时，我会问患者，闷痛感会不会痛到背后，再从背后痛到前胸。如果不会，则一般只是单纯的胸闷而已，不是心脏的问题，而是心脏的包膜出了问题。学过解剖学的都知道心包，因为心脏会不停地收缩、跳动，为了避免心脏与旁边组织发生摩擦受损，人体需要一层包膜包覆保护心脏，包膜里面还有润滑液，也就是淋巴液，以保护心脏。但如果里面的淋巴液太多，就会压迫心脏，人就会感到胸口闷痛。这时就必须把包膜里面多余的水液排出，这时候刺激昆仑穴就会让心包膜动起来，再按推膻中穴，借按揉之力把它旁边的淋巴系统（三焦）的积液挤出来，最后在肚子上做往下推腹的动作。昆仑、膻中、推腹，这三个步骤做完，患者就能松一口气，甚至有人只做到第一个步骤，胸就不闷了。这套动作也可以用于平时保健，预防积液产生，让心脏能更好地跳动。

中医认为，心是君主之官，是不生病的，心脏生病一般是因为别人害它，就像皇上不会有错，错的都是大臣们。比如，西医对治心脏瓣膜闭锁不全的方法是对它进行修剪，让瓣膜能合上去，但中医认为这不是心脏的错，是心包害的它。当心包内积液太多挤压到心脏时，瓣膜就盖不起来了，就如同装到塑料盒里的水果把盒子挤压到变形，盖子就盖不起来一样。因此，移除挤压的压力，就能把盖子盖上。换言之，把心包积液排掉，心脏就能恢复到正常形状，瓣膜也就能顺利合上。古人就是用此思路进行治疗，无须开刀，做穴位按压足矣。

脾经上的公孙穴也是治疗胸闷胸痛的好穴位，下文会跟大家探讨用此穴的时机和方法。当我们有胸闷、心痛问题时，尤其是发生在周末或半夜，一时难以找到医生救助，我们就可以按推穴位以得缓解。这是穴位的实用之处，有人认为穴位按推只是一个缓兵之计，只缓解症状、不治疗根本。其实，它不仅能暂缓问题，还能从根本上解决问题。若平时持之以恒地按推，胸闷问题就会越来越缓解，直到治愈。所以穴位按推是日常保养及治疗疾病的好方法。

阳经之海——督脉

★ 在身体背面的督脉 ★

任督二脉位于人体正中线上，任脉在正面，督脉在背面。

上文讲到膻中穴，有人会想起武侠小说里讲的"气会膻中"然后发出大招。这里讲到任督二脉，不少读者也会心一笑，想起武侠小说里的"打通任督二脉"，现在我就教大家怎么打通任督二脉。武侠书中的主角总是要经过长期修炼，拜师父学武艺，经历江湖的腥风血雨，最后才抢到秘诀，到深山修炼，还得遇到很多奇遇，最后才能打通任督二脉，从此登上武坛巅峰，赢得美女芳心暗许，主角笑傲江湖到剧终。这是一段漫长又辛苦的过程，有必要吗？没必要，我们不用这么累也一样能"打通任督二脉"。

督脉的长强穴和任脉的会阴穴相交于肛门附近，督脉的另一端则沿着人体背面一路上到头顶，再往正面下到嘴巴，结束在龈交穴（位于上牙龈）。我们的舌头是属于任脉的，所以当我们将舌头往上抵住上颚时，上牙龈那端的督脉和舌头这端的任脉就连接上了，任督二脉便形成一圈，这就是通了。由此可知，若一个人经常讲话，则任督二脉连不起来，真气耗散。我们不讲话时，舌头则略往上抵住，常打坐的人就会知道，舌头往上抵，才能保持任督二脉畅通。现在大家知道，打通任督二脉不像武侠小说写的那么神奇，它们本来就是通的，只当我们开口讲话时，它们就会断开，一闭口又连起来了。

当然，我们在本书里讲的打通任督二脉是中医生理学范畴的，至于更加深奥的内容，本书不做讲述，或许在将来某个时期，我们另著书阐述其中的道理。

督脉的大部分都位于人体脊椎上，每一椎都有一个穴位。但穴位之外其实还有"穴位"，因为经络中未命名之处不代表没有穴位，只是自古以来使用的经验没有相关记录。

督脉不通主要的症状有虚寒、手脚不温，它跟人体温度最有关系，还有颈椎痛、腰痛、痔疮、便秘等问题。其中，最重要的问题是手脚虚寒和阴阳失调。

怎么判断一个人的身体是偏寒还是偏热呢？有一个最简单的方法是根据额头与手的温度差来判断。健康的人体"头要冷，手要热""上面要冷，下面要热""上面要虚，下面要实"。当人越往下越实，身体就会很强。如果是反过来，手脚冰冷，头发烫，上实下虚严重，对这样的人可以说"人生不宜做过长的规划"。所以我们要把自己身体的温度调好，调到上冷下热、手脚温暖，这样才健康，老得慢。

人摄入饮食产生"水谷之气"（谷气）后，配合肺部吸入的"清气"合成"宗气"，这是一种能量。一股热气开始沿着督脉往上走，走到头。中医认为这样的循行路径是正常的，但很多人的能量走到肩颈就卡住了。因为肩颈这块区域常常因为酸痛而堵塞，尤其是现代人更为严重。古人是因为农田劳作、森林狩猎而劳损肌肉经络，现代人则是因为办公、上网、看计算机，每天比古人遭遇更长时间的肌肉紧张。我常跟问止中医的医师们讲，我们只要学会治疗肩颈痛，就能治好一半需要针灸的患者。

现在的肩颈痛患者实在太多了，手机、平板、计算机这些数码产品越普及，中医诊所的患者就越络绎不绝。这些有肩颈痛的患者，身体的热气随着督脉上来，到肩颈处就气血不通，上不去，于是只能"另辟蹊径"往身体的前面走，走到喉咙就喉咙痛，走到嘴巴就嘴巴溃疡，走到舌头就舌头长疮，走到胸口就胸口发热，这些现象就是我们俗称的"上火"。其实这类人的身体往往没有过多的火，甚至整个人本身是冰冷的。如果医生用降火药，看似一时压制住了火气，但整个人就更加没有阳气，所以一看到上火就用寒凉药，这不是正确的方法。

正确的解决办法是用针灸或按推把紧张的肩颈部位松开，让能量可以回归督脉这条正常的管道，火气自然就消了。这个方法来自医圣张仲景先生的《伤寒杂病论》。其中讲到桂枝汤："太阳病，初服桂枝汤，反烦，不解者，先刺风池、风府，却与桂枝汤则愈。"就是说有人吃了桂枝汤后，会发热烦躁，这就是"上火"，这时先针刺风府、风池二穴，再继续服桂枝汤，结果就好了。根据《伤寒论》的记载，我对治类似患者时也先针刺或按推风府、风池二穴，减少其上火情况，再用热药治疗，效果会更好。

当一个人的肩颈放松，督脉之气就能顺利上达头部，在头部冷却下来。人的头为什么是凉的？我们常说人要"法自然"，意思是人体的正常运作要遵从大自然的运作规律。喜马拉雅山的最高峰圣母峰是地球上最高的地方，山上十分寒冷，而吐鲁番地势低，则十分炎热。人体和大自然一样，越高的地方越冷，越低的地方越热，于是头冷而脚热才是生命健康的状态。头是凉的，这样来自督脉的热气到头部之后就会"冷却、凝结"，并进入阴经之海的任脉，再继续顺着任脉往下走。这才叫打通任督二脉。

肩颈区块不通的人容易头痛。因为整个头没有充足的阳气供给上去，要上来的阳气都塞在肩颈，肩颈这个位置就会很热。如果能疏通开肩颈的经络，这个位置就会凉下来。肩颈区块不通还会导致口渴，这种渴是感觉喝水千杯都不止渴，疏通之后气能往上输，水也就能上来。葛根是一味能把水从督脉升高输送到头部的好药，广东人又称其为粉葛或葛粉，这味药在超市便能买到。以前的人常用葛根，对感冒、拉肚子、肠胃问题等都用葛根，但是现在大家已经很少用了。

下面就来讲解督脉上的重要大穴。

◆ 督脉常用大穴一览

百会
治1.上实下虚
　2.中气下陷

风府
祛风，利喉舌，清头目。

上星
治鼻炎鼻塞

水沟
开窍，醒神，治腰痛

身柱 治喘穴，长高穴

命门 肾气之门
灸之身强体健抗老

督脉不通的常见症状：

虚寒怕冷、手足不温、疲劳乏力；
颈椎痛、腰椎痛、痔疮、便秘；
阴阳失调

★ 督脉上的重要穴位 ★

百会穴

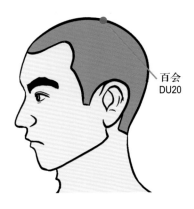

百会
DU20

［穴位］百会

［位置］在头部，当前发际正中直上 5 寸，或两耳尖连线中点处。

［方法］平刺 0.5 ～ 0.8 寸；可灸。

百会穴，又叫"诸阳之会"，是所有阳经交会之处。此穴位于头顶正中央，两个耳朵耳尖的连线跟身体正中线的交会点。它可以治疗上实下虚、中气下陷。在这里提醒家长们，每天按揉此穴还能帮助孩子长高。

百会是诸阳之会，有提神的作用。我们本地诊所有位老前辈，他每天进诊所第一件事是拿针在自己的百会上扎一针，跟天线宝宝一样，头上杵着一根针，忙了一天，下班把针一拔，老前辈整天神采奕奕，精力不输年轻人。一般人不会每天早上拿根针扎自己，但可以在读书读累了，或是使用计算机用昏了头、精神恍惚时，用经络梳的第一颗球轻敲或轻揉百会，这会让自己神清气爽。

以前，我在中医学校念书时，有些同学上课打瞌睡，老师就会走过来在他百会上敲一敲，帮他提提神。另外，对于低血压、脑贫血、神经衰弱、老人痴呆、气虚脱肛的患者，我们都可以灸百会，灸五到十分钟，以提补阳气。

灸百会可以隔姜灸，隔着一片生姜，但操作起来比较麻烦，改良的方法是温针灸，先在百会扎上一根针，然后在针的针柄上缠一颗小的艾粒来燃烧，这样的灸法就比较容易一点。任督二脉不在十二经脉的循行路径之中，所以没有特定的时辰要求，随时都可以灸。若想提升阳气，最好在上午阳气旺盛时灸，午后大自然的阳气开始下降，那时候灸的效果就比较差。气虚脱肛或是有痔疮时，在头顶百会扎一针，这就是中医的"下病上治"方法，离肛门最远的地方就是百会，一针下去痔疮就会缩起来，非常好用。

身柱穴

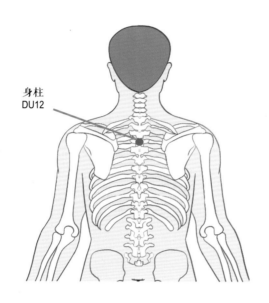

身柱
DU12

[穴位] 身柱

[位置] 在背部，当后正中线上，第3胸椎棘突下凹陷中。

[方法] 斜刺0.5～1寸；可灸。

身柱穴位于第三胸椎下，此穴能帮助孩子长高。定位时，要先找到第一胸椎，我们让患者做点头的动作，此时我们能摸到颈部有这样一椎，这一椎的以下都不会动，它之上的部分都会跟着动，这一椎就是第一胸椎，往下再摸两椎就能找到第三胸椎，第三胸椎下就是身柱穴。

灸身柱穴能帮孩子长高。中国人在古代叫沿海劫掠的日本人为倭寇，就是指他们身材矮小。但后来抗日战争时日本军人的身高大为改观，其中一个原因就是因为日本军校让军官、士官每天灸身柱和大杼（大杼穴位于膀胱经一线，在下文

下卷

经络学心法18篇

讲膀胱经时会讲到），左右两个大杼穴和身柱正好形成一个三角形，他们就在这个地方灸，灸到每个人背后那块区域都是黑的。

小朋友要长高也可以用灸法，但灸的时间是有讲究的，男生要等十二岁以上，女生十一岁以上，不要太早开始灸，否则会拔苗助长，可是也不能太晚开始灸，太晚就没有用了，人过了二十岁基本就长不高了。灸的方法参照我们之前讲的，可以用热敷袋，不会把家里弄得都是烟，温敷时间大概是四十分钟到一个小时。现在的热敷袋大多都有带子可以让你绑起来放在背后，不论是工作、走路、休息时都能敷。注意不要太烫，不然就变成酷刑，温暖舒适即可。男生一般灸到十七岁，女生灸到十六岁，如果灸到那时候还没长高就再继续灸。我分享个真实的例子，我的一个姻亲身高 168 厘米，算是挺高的，在她小的时候就是使用这套方法帮助长高，她父母身高都只有 160 厘米，甚至还不到。后来她长到这么高，别人看到都怀疑她是不是捡来的。

中国古代就有这种方法，只是后来这些帮助孩子长高的传统方法被渐渐淡忘了，西方文化输入导致现代人开始给孩子"每天一斤奶，强壮中国人"了。好方法被遗忘、坏方法广流传，实为可惜。所谓"强国必先强种"，用身柱穴让孩子长得更高大，是每个为人父母者应该学习的技能。

水沟穴

［穴位］水沟

［位置］在面部，当人中沟的上 1/3 与中 1/3 交点处。

［方法］向上斜刺 0.3 ～ 0.5 寸，或用指甲按掐；不灸。

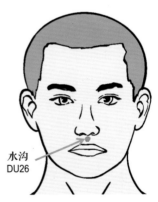

水沟
DU26

水沟穴又叫人中穴，是一个急救的大穴。人在昏迷时，旁人用力按压患者的水沟穴，病患就可能醒过来。大家可以试着按自己的水沟穴，痛感很强烈。斜刺这个穴位也可以治疗腰痛，但痛感较大，所以在其他穴位有效果的情况下，一般不优先用此穴。

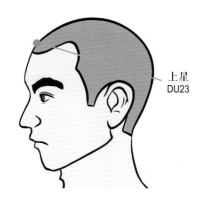

上星
DU23

上星穴

[穴位] 上星

[位置] 在头部，当前发际正中直上 1 寸。

[方法] 平刺 0.5 ～ 0.8 寸；可灸。

上星穴位于正中线发际直上一寸，大约眉毛上四寸处，主治鼻塞、鼻炎。治疗鼻塞还有更管用的方法是用委中穴，我们在《上卷 外治法剑诀27式》里有讲过。大家会发现，同一个病症有多种治疗方法。如鼻塞，有人按上星穴有效，而有人得按委中才起效。如果大家不知道用哪种方法，就全部试一遍。就像武林中人打架，打得过就明着打，打不过就放暗器，还不行就先跑路，改日再回来投毒，每一招都试一下，让对手防不胜防。我们学习穴位也是这样，学得越多越好，艺不压身，十八般武艺在手，治病招招不断，必有效验。再比如，治疗腰痛的穴位很多，但临床上不是每一个都有效，也许大多数人用着有效的穴位，自己用了却没效；一些冷门、少用的穴位，自己却用得有效。其实穴位治疗也是有很多门道的，大家无须了解其中的复杂之处，怎么有效怎么来就好。

前文讲到，针灸或按推任督二脉无须考虑时辰问题。以督脉穴位来说，督脉是阳，一般就上午按推。但如果有人半夜晕倒，也要赶紧按推施治，不需要考虑时间性。

风府穴

[穴位] 风府

[位置] 在项部，当后发际正中直上 1 寸，枕外隆凸直下，两侧斜方肌之间凹陷处。

[方法] 伏案正坐位，使头微前倾，项肌放松，向下颌方向缓慢刺入 0.5 ～ 1 寸。针尖不可向上，以免刺入枕骨大孔，误伤延髓。

风府
DU16

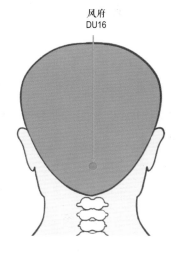

　　风府穴位于后头正中线发际直上一寸处，有祛风、利咽喉、清头目的作用。这穴位虽然可以祛风，但天气冷时一定要保护好这个位置。冬天围一条围巾就是保护风府穴的好方法。这里是人体最容易受寒的地方，风一吹寒气就容易进去，所以要常常戴围巾，保护好此穴。在一些衣服的设计上也能看到经络学的影子，如西方的斗篷遮住后面的脖子，日本士兵的军帽后面有一大块布，等等。

命门穴

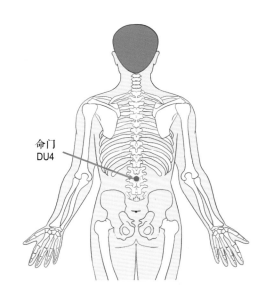

命门
DU4

　　［穴位］命门
　　［位置］在腰部，当后正中线上，第2腰椎棘突下凹陷中。
　　［方法］直刺0.5～1寸；可灸。

　　顾名思义，命门就是"生命之门"，这个门没有了就会要你的命。它是肾气之门，常灸此穴可助身体强健抗老。督脉的命门跟任脉的关元是一组的，我们常常正面灸关元、气海，背面灸命门。命门位于第二腰椎下，也在神阙（肚脐）正后方处。除了艾灸外，我们也可以把热敷袋缠在腰上，可以边工作，边读书，边温敷，而不需放下一切活动来用艾草灸。

　　我们可以在灸命门的同时灸肾俞穴（之后讲膀胱经时会讲到），肾俞穴位于命门旁开一寸半处，左右各一个。肾俞和命门同样是保健抗老的穴位，它们都与肾气有关。中医讲的肾气可以类比西医中的内分泌。当人的内分泌功能下降时，人就开始老化。尤其到了更年期，女子四十九岁、男子五十六岁肾气绝（男子也有更年期）。但这个岁数不是一定的，有的人早一点，四十岁就开始肾气不足，开始老化；有的人晚一些，六十岁都还没老化，年逾六十，貌似三十，因为他的基因好、保养好，肾气非常足。对养生来说，肾气的保养很重要，我每天早上起来就温敷关元和命门，这样就会老得比较慢，我争取 80 岁的时候还能为大家写中医读物。以前我问我太太要不要灸，她说"好麻烦，不灸，坚决不灸"，我就告诉她灸能抗衰老，她一听到"抗衰老"三个字，从第二天开始就跟我抢着灸，我只好再买一个温灸设备给她。

以上是任督二脉上常用的大穴，接下来我们进入十二正经的部分。有人问任督二脉还有很多穴位，我们为何不讲呢？因为《下卷 经络学心法 18 篇》的定位就是讲"领袖"，讲最常使用的、最好用的大穴。尽管穴位很多，但实际有些穴位基本用不到，本书不是针灸经络学教科书，而是帮助读者在日常生活中学以致用的"方便法门"，故此，我们继续来看十二正经的重点大穴吧！

第六篇

手太阴肺经

讨论完任督二脉后，我们正式进入十二正经的探讨。十二正经的每一条经都和我们的脏腑有密切关系。手太阴肺经在体内属于肺脏，又和大肠相连。肺是五脏中唯一和外界有直接联通的阴脏。肺经在体表走胸部和上肢正面的桡侧，最后来到拇指的桡侧，主要治疗呼吸系统、上肢正面桡侧的运动障碍等疾病。肺主气、司呼吸，主宣发、肃降，通调水道，外合皮毛，开窍于鼻。

◆手太阴肺经常用大穴一览

中府 脾肺之气汇集"府"，可兼治脾肺两脏，治疗气不足，呕逆吐酸、腹胀、面部水肿、咳喘

天府 治过敏性鼻炎

尺泽 辅助的要穴，可降逆气，治哮喘

孔最 主管所有的毛孔，治鼻出血，治痔疮，有发汗作用

列缺 治头痛大穴（头项寻列缺）

经渠 治咳大穴

太渊 肺经原穴，脉会太渊，治血管病

鱼际 咳喘用穴，降高血压穴，小儿疳积（治脾必先调肺）自汗、岔气

少商 咽喉疼痛（放血）、扁桃腺炎

手太阴肺经不通的常见症状：

怕风、易出汗、咽干、咳嗽；过敏性鼻炎、皮肤干燥、容易过敏；动则气短、胸闷、面色皮肤无华

- "主宣发"是指我们身上的水气、二氧化碳通过肺排出体外。在狭义概念上，二氧化碳和氧在人体中也是一组阴阳关系，二氧化碳是阳，因为体内含有比较多的二氧化碳时，身体就会发热；而氧属阴，氧充足的话，身体则会平静下来。在广义概念上，二氧化碳和氧都是气体，相较于有形的物质，无形的气体属于阳。但它们任何一方都不能太多。肺的宣发有调节二氧化碳和氧的含义。

- "外合皮毛"是指肺主皮毛。肺不好，皮肤就不好，反之亦然。有的人皮肤不好，表示他的肺也不好。头发问题则比较复杂，头发白是肾不好，脱发掉发是肝不好，头发没有光泽才是肺不好。如果一个人头发白，但非常茂密，表示他肾气虚，但肝血还不错。如果一个人头发很黑，也很茂密，但却质地枯燥，表示他肝肾不错，但肺气虚。如果一个人头发茂密，又黑，又油油亮亮的，那就表示他肝、肾、肺都不错。

- "主肃降"，呼吸的时候肺气是往上的，肺强的话其他"气"才能往下，如胃气往下，这样消化道才会通顺，这叫肺主肃降。

- "通调水道"，部分液态水在体内代谢后变成水蒸气通过肺和皮肤排出体外。人体除了肺会呼吸，皮肤也会，所以肺和皮毛是一组的。很多小孩有异位性皮肤炎，红疹子出得到处都是，然而随着年龄的增长，他们中的不少人又患上了气喘。西医统计患有异位性皮肤炎之后又患上气喘的患者非常多。其实这在中医体系里很好理解，皮肤是要呼吸的，如果把一个人的全身用油漆涂起来，时间久了也会危及生命，这是因为他无法通过皮肤排出代谢后的水和气。皮肤不通畅会殃及肺功能，肺功能不好一样会殃及皮肤。

- "开窍于鼻"，肺呼吸，气从鼻出来。肺好，鼻才能闻到香臭。同时，肺主导了气息的进出，肺也与喉咙发出声音有关系。

- "肺与大肠相表里"，这就是刚刚讲过的，肺把气往上带，大肠把大便往下排，一升一降，就靠它们俩来做气的调节，所以它们是一组的，这样的组合叫"表里"。治便秘有一个偏激的方法就是吃辣椒粉（怕辣而吃不下去的人可以把辣椒粉装到胶囊里再吞下去），吃下去没多久大便就会很顺，因为肺热起来，肺一开，大便就跟着通，这就是肺与大肠相表里。所以临床遇到很多病症，我们是肺和大肠一起治。

还记得我们之前讲的十二经脉循行与时辰的对应关系吗？"肺寅大卯胃辰宫，脾巳心午小未中，申胱酉肾心包戌，亥焦子胆丑肝通。"十二经脉的循行是从肺经开始。有人觉得很奇怪，为什么不是从子时胆经开始？这其中是有道理的。人一生出来就开始哭，开始发出声音，用肺呼吸。随着人降临于世的第一声啼哭，肺动了起来，标志着婴儿脱离母体，独立生而为人。故此经络之始，始于肺经。所以我们首先从肺经开始讲。

人体有三条手上的阳经、三条手上的阴经、三条脚上的阳经、三条脚上的阴经。可以通过与经络配合的脏腑来记忆阴经、阳经。脏是指相对腑而言较为实心的器官，如心、肝、脾、肺、肾这五脏，以及比较特殊的三焦；腑则是指内部基本为空心的器官，如组成消化道的胃、小肠、大肠，还有膀胱和胆里面也都是空的，一个用来装尿，一个用来装胆汁，再加上心包，里面装有淋巴液。

从经脉循行于体表位置看，肺与大肠经相表里，此二经在我们手上也可以看得很清楚，肺经在手内侧靠大拇指这边，大肠经在手外侧靠大拇指这边。是的，都是靠大拇指这边，区别是手臂的内外侧。

中医学校都要求学生背经穴歌，我们背得最熟的就是肺经"中府云门天府诀，侠白尺泽孔最存，列缺经渠太渊涉。鱼际少商如韭叶"。我们背的第一条经脉就是肺经。

《难经·一难》中提到一个名词"十二经动脉"，是指在十二经脉循行过程中有脉搏应手的动脉部位，也就是位于身体浅表的一些动脉血管。这种体表局部的动脉位置有很多处，例如手太阴肺经的动脉在中府、云门、天府、侠白、经渠等穴处都可以触到，但临床时最常用的动脉部位是肺经的寸口部。中医四诊中的切诊（主要是指把脉）重点是在肺经上的位置！

肺经经过肺。挂图中画的经络一般只画有穴位的地方，实际经络走过的范围还要更大些，经络会绕到脏腑所在处。画出这些穴位连成的部分经络，可方便我们选穴治疗，调节脏腑。另外，除了任督二脉位于人体正中线上只有一条之外，其他的十二正经均是有左右两条，图中画一条只是因为两边一样，省略重复的部分而已。我在跟诊时，曾遇到学员问老师一些很傻的问题，如关元穴要扎左边还是右边。此时，我就会怀疑这个人是怎么混进来的。

用经络治病，有两个意义：

- 一是治疗它对应的脏腑，比方说肺经的穴位就可用以治疗肺脏疾病，如怕风、易出汗、咽干、咳嗽、过敏性鼻炎、皮肤易干燥、过敏、动则气短、面色皮肤无华、头发干燥、胸闷等，这些都是与肺脏功能有关的问题。

- 二是对治这条经络所过之处的毛病，如肺经循行位置的手痛，就沿着肺经往上走找到一个痛点，扎一针下去，疼痛就能改善。如果是胃经某个地方在痛，因为胃经是往下走的，所以大家可以沿着胃经往下走找痛点。找痛点的方法是看那条经络怎么走，往上走就往上找痛点，往下走就往下找痛点。所有手上的阴经都是从胸部位置往下走到手，手上的阳经都是从手走到头，脚上的阳经都是从头走到脚，脚上的阴经都是从脚走到胸，有一个值得背诵的口诀为"手之阴经胸至手，手之阳经手至头，足之阳经头至脚，足之阴经脚至胸"，这个循行方向很重要，它就是我们进行经络治疗的原则之一。

经络的命名都是手足、阴阳、脏腑，这会让初学者觉得很神秘，听不懂。其实古人的命名暗含着经络的位置、循行及与脏腑的关系，这是临床上帮助记忆、理解的命名方式。

针灸是目前全世界都在普及的绿色医学。日、韩皆有针灸。日本的针灸很流行，他们的大学也有针灸系，学生毕业后还能去美国加州考执照。我之前到日本东京玩，看到四处都有针灸院。日本人照搬我们的，所用的穴位跟我们的一样。韩国人说他们首创针灸，影响世界，他们自认为自己是针灸的始祖，把针灸登记为韩国的世界文化传统遗产。关于这件事，我曾生气地质问过一个韩国人，结果他跟我说："我们从来没有否定中国也有一部分贡献呀！"

韩国的针灸特别流行，针灸院都开得很大间，豪华、气派。韩国的各种针灸设备和器材特别发达，销往全世界，连电视剧都有以针灸为主题的，可见韩国人很重视针灸这个重要的文化资产。不过不管怎么包装，仍旧不是原创。

经络学心法18篇

中府穴

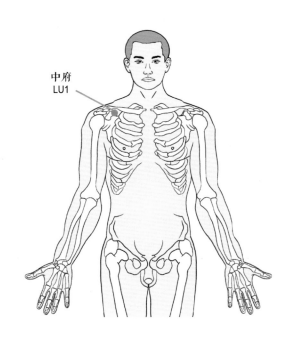

中府
LU1

［穴位］中府

［位置］胸前壁外上方，前正中线（华盖）旁开 6 寸，与第 1 肋间隙相平的凹陷处。当肩胛骨喙突内下方，第 2 肋外缘，上距云门 1 寸。

［方法］略向外方斜刺 0.5 ～ 1 寸，注意不要伤及腋动、静脉和臂丛神经干。不可向内侧肋间隙方向深刺，以免误入胸腔损伤肺脏。艾炷灸 3 ～ 5 壮，艾条灸 10 ～ 15 分钟。

中府穴的命名是因为脾胃的气汇集在这里，所以叫"府"，因此它可以兼治脾、肺两脏，这是它特殊的一点。中府穴是肺经的募穴，表示这个穴位是肺脏经气聚集的地方，与肺脏的各种功能都有关系。中府穴主治肺部疾病如气不足、咳喘等；主治脾胃疾病如呕逆吐酸、腹胀、面部水肿等。

锁骨下缘外侧有个窝，这就是云门穴，云门外下方就是中府穴，按压时会有酸痛感。肺经上大部分的穴都可以治咳喘，那咳喘时要用哪一个穴位呢？我临床实践下来，认为最好用的方式是按压尺泽穴、经渠穴、鱼际穴。经渠是治咳大穴，鱼际也是治咳喘的专用穴。

天府穴

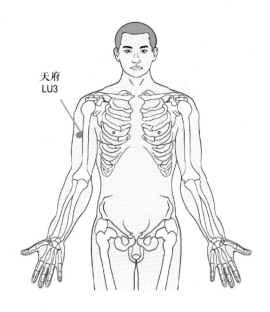

天府
LU3

[穴位] 天府

[位置] 上臂内侧面，腋前纹头下 3 寸，肱二头肌桡侧缘凹陷处。当腋前纹头与肘横纹尺侧端连线上 1/3 折点的外方。

[方法] 直刺 0.5 ～ 1 寸。艾条灸 5 ～ 10 分钟。

天府穴主治过敏性鼻炎。大家以前可能觉得过敏性鼻炎不严重，但现在过敏性鼻炎的人数剧增。以前治过敏性鼻炎都要按揉天府穴。这个穴位的定位很简单，在自己的鼻子尖上蘸一点墨汁，然后摆出像是要用手臂去擦鼻子的动作，鼻子靠到上臂点出的印子就是天府穴。但大家不必真的用墨汁，你就抬起手臂，鼻子大概碰到的那个位置就是了。医生治疗过敏性鼻炎就会在天府上扎一针，大家自己平时也可以按压此穴，按下去有酸痛感，尤其是鼻塞或流鼻水的时候按下去更为酸痛。

尺泽穴

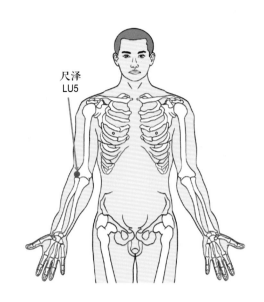

尺泽
LU5

[穴位] 尺泽

[位置] 肘横纹中，肱二头肌肌腱桡侧凹陷处。《灵枢·本输》："肘中之动脉也"；《针灸甲乙经》："在肘中，约〔纹〕上动脉。"《素问·刺禁论》王冰注："屈折之中"；《外台秘要》："在臂屈横纹中两筋骨罅陷者宛宛中"；《医学入门》："肘横纹中大筋外"；《循经考穴编》："曲手如弓，方可下针。"

[方法] 直刺 0.5 ～ 1 寸。慎用直接灸，艾条灸 10 ～ 15 分钟。

尺泽穴位于肘横纹桡侧端，也就是靠大拇指这一侧。大拇指这一侧叫桡侧，小拇指那一侧叫尺侧，这是用我们手上的桡骨和尺骨这两根骨头来区分的。尺泽可以降气、治咳喘，治疗肺经的问题，但特别之处是尺泽也是补肾要穴。中医常说补肾要吃八味地黄丸、六味地黄丸之类的，若没钱买药，我们可以按尺泽、太溪、复溜这三穴，这样按揉也是可以补肾的。

大家可能会觉得奇怪为什么肺经的穴位可以补肾，答案在五行表中。肺是金，金生水，水是肾，所以肺金能补肾水。有个更复杂的内容叫五输穴（井、荥、输、经、合），阴经五输穴与五行的配合又依序为木、火、土、金、水。尺泽是肺经的合穴，也就是水的位置，于是可拿来补水，补肾。对五输穴有兴趣的读者可以自行查一查资料，这套学问挺复杂，本应该是临床针灸师必学的内容，但实际现在不少临床针灸师都不会了，十分可惜。我们这里就不多讲，因为本书是介绍日常用穴，大家记住尺泽是补肾要穴即可。

孔最穴

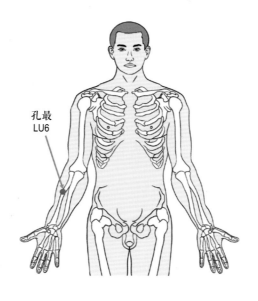

孔最
LU6

［穴位］孔最

［位置］前臂掌面桡侧，尺泽与太渊的连线上，腕横纹上 7 寸处。

［方法］直刺 0.5 ～ 1 寸。艾炷灸 3 ～ 5 壮，艾条灸 10 ～ 15 分钟。

孔最穴在尺泽穴下五寸处，桡骨边。孔最即"孔之最"，意思是它主管身上所有的孔洞，例如毛孔、鼻孔和肛门，因此它可治鼻出血、痔疮，以及所有跟孔有关的问题。按压孔最会有点酸，这是正常的，按下去酸表示这个穴位的精气很强，治病也就很好用。鼻出血可以按孔最，有痔疮也可以按孔最。痔疮除了用孔最穴外，还可以用承山穴——手上孔最，脚上承山——按揉一会儿，痔疮就会收缩一些。另外，我们前文讲到过还有一个治痔疮的穴位是百会穴，这是中医"下病上治"的代表，大家不要忘记。

有人会问，扎针效果是不是比按推好？就单次治疗的效果而言，确实扎针的刺激性比较大，比按推强。但考虑到整体疗程的综合效果，其实按推效果也不差。因为扎针往往要间隔几天做一次，最多也就一天扎一次针，但按压可以随时随地操作，一天按十几次也没问题，这是扎针没办法实现的。所以积少成多，按推的效果不见得会比扎针差。

　　大家在按推时可以发现，孔最附近都不会很痛，只有孔最是最痛的。有时候我们找穴位也是这么找的，知道穴位大概的位置在哪里，在那附近稍微按压寻找一下痛点，再一针扎下去。当然，有些医生更厉害，有一次我遇到一个韩国医生，他找穴位的方法是用手放上去一直摸，感觉皮肤是否平坦，直到摸到手中突然有个"掉入万丈深渊"的感觉，就是穴位。我也尝试过这个方法，但我找不到"掉入万丈深渊"的感觉。也有人宣传拿着艾条在皮肤各处悬灸，屏息凝神用意念认真感受，当感受到艾条被人体"紧紧吸住"的地方就是穴位。大概我太愚钝了，我的艾条从来没被"吸住"。再细想一下，作为一名中医师，如果时不时要被"紧紧吸住跌落万丈深渊"，那还是挺刺激的。于是我还是依据患者的痛感来定位，因为患者最知道他哪里痛，特别是自己找自己的穴位时，按痛点找就更有效了。

列缺穴

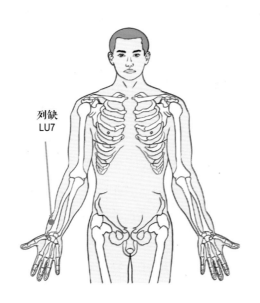

　　[穴位] 列缺

　　[位置] 前臂桡侧缘，桡骨茎突上方，腕横纹上 1.5 寸处，当肱桡肌与拇长展肌肌腱之间。

　　[方法] 向肘或腕方向斜刺或横刺 0.3 ～ 0.5 寸。不用直接灸。

找列缺穴的方法是将双手虎口交叉，食指碰到的地方就是列缺穴，这样找是最准确的，因为是用自己的身体量出来的，而且列缺穴本身的压痛感很低，没办法用按压的方式定位。按压时，有些穴位会特别痛，有些还好，列缺就是属于还好的。

针灸口诀有"头项寻列缺"，即列缺是治头痛的大穴，但治头痛还有更有效的方法，下面会教大家。列缺不好按，所以按压的效果也不是很好，一般是针刺此穴。我刚开始学针灸时，我的儿子也跟我说他想学习，碰巧我头痛，我就让他帮我在列缺上扎一针，他架势摆得不错，结果一下针，扎歪了。我说不要急着拔出来，但他那时才七岁，一慌张就拔针了，出针时划到了血管，血就噗地一下喷出来，弄得到处都是，把他吓了一跳，我的头痛也因为吓出一身汗好了，果然列缺治头痛很有效。后来我的列缺位置有一块淤青，一周多才慢慢消退。

我们在前面讲到了任脉，列缺是管整个任脉的。咦？列缺怎么跟任脉扯上关系了？因为在奇经八脉上有一种穴位和十二正经交会，名称是"八脉交会穴"，而任脉与肺经的交会穴就是列缺（通督脉的则是小肠经的后溪穴），所以任脉上的问题我们也会用列缺穴治疗。

鱼际穴

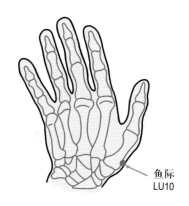

[穴位] 鱼际

[位置] 手拇指本节（第 1 掌指关节）后凹陷处，当第 1 掌骨中点桡侧，赤白肉际。

[方法] 向掌心微斜刺入 0.3 ～ 1 寸。禁用直接灸。艾条灸 3 ～ 5 分钟。

鱼际穴是个很常用的穴位，在手掌第一掌骨附近，可以通过按压来找痛点。鱼际穴的周围按起来不是很痛，但穴位本身痛感很强，是治咳喘的要穴，也是降血压的穴位。

我们把常用降高血压的相关穴位整理出来，可以看到有些穴位是十四正经的，有些是特殊的奇穴。

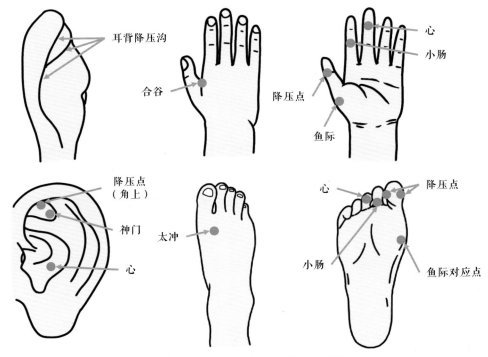

降血压正经定位：1. 太冲、太溪、曲池；2. 足三里；3. 人迎（不可左右同按）

另外有人说

1.患高压高的高血压时，用小保健锤敲击两侧三阴交穴；

2.患低压高的高血压时，用小保健锤敲击两侧悬钟穴；

3.若血压急剧升高，则立即在两耳尖放血。

［耳穴］

降压沟：耳朵背面最明显的那条沟。

降压点：又名角上，在耳朵三角窝的内上角。

［手点］

鱼际：手掌面，第一掌骨附近，按压很痛的那个点。

降压点：大拇指桡侧端，第一指关节赤白肉际处。

心点：手掌面，中指第一指关节中点。

小肠点：手掌面，食指第二指关节中点。

［脚点］

下鱼际：脚掌内侧缘，偏前半部最凸出来的部分，按压找到痛点即为此穴。

降压点：大拇趾关节两侧。

心点：脚掌面，第三足趾第一趾关节中点。

小肠点：脚掌面，第二足趾第二趾关节中点。

如果大家对本书中所讲的穴位定位不清晰，可以查看我们问止中医的针灸穴位小程序，可以辅助大家定穴。

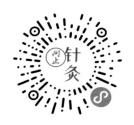

一般人按这些点都会感觉有点痛，有高血压的人按了就会更痛。高血压患者可以按压这些穴位来降血压。但低血压患者就不要按了，对付低血压有相应的升压穴。

曾经有个从台湾来的先生，带他女儿来诊所说要降血压，我问他们待到什么时候，他说明天晚上就走了。于是，我就教了他们一些穴位，让他们回去自己按，降压药慢慢停。结果他们一回去就把药停了，开始按穴位，没两天就把药拿回来吃，因为不吃药，没过两三天血压就往上走，但他们还是很有信心地按穴位，大概坚持到两三个礼拜后，血压就开始慢慢地降低，到两个月后就正常了。之后我再次遇到她女儿，她跟我说已有四年未吃降压药，血压一直维持在正常范围。

这些降血压穴位的方便之处是患者随时可以按压，不需要扎很多次针、花很多钱。如果觉得用手按太累的话，就可以借助我们的工具——《外治法剑诀27式》里的点穴棒等，还能结合中医外治法的网课一起学习。

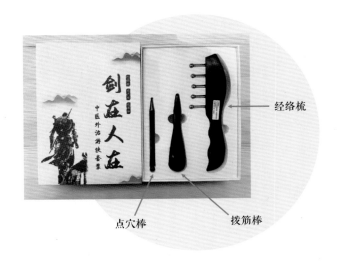

经络梳

点穴棒

拨筋棒

少商穴

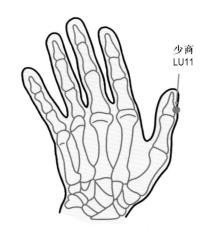

少商
LU11

［穴位］少商

［位置］手拇指末节桡侧，距指甲角 1 分处。

［方法］浅刺 0.1 ～ 0.2 寸或点刺放血。

　　少商穴位于大拇指桡侧，指甲角旁。喉痛时，用采血针点刺少商放血，效果极佳。扁桃腺炎也可以用此法，点刺后只需挤一两滴血出来。

　　肺经穴位不多，讲完少商穴就结束了。

至于针刺穴位配合经络循行时辰的问题，对于普通穴位我们没那么讲究，但对于八脉交会穴则需要遵行时辰规律，这个知识点讲起来可以写成一本书，在这里我们就简单说一下。八脉交会穴有八个穴位，每个时辰可以挑出两个穴位，在那个时辰中发生的所有问题都可以使用这两个穴位来治疗，这套方法被称为灵龟八法。有些中医就擅用灵龟八法，无论任何人带着什么毛病，只要在同一个时辰过来，都扎同样的一组穴位，不论是妇科、儿科、肚子痛、头痛等都扎一样的穴位。但是，我们不要学习这种方法，它是特定条件下的特定产物。首先，它的计算很麻烦。其次，古人多把此法用于大型赈灾区或战场，灾民或伤民众多，排队等候的就上千号人，无法细看，只能用普适法解决，这如同在疫情中开出一张通用方"大锅漫灌"的做法，医生先用此法帮患者扎上针，若一百人里好转九十，就很好了，剩下的患者再慢慢细看。

　　虽然我们不需要管时辰问题，但我们最好遵循左右针刺的规律。一般而言，左边的问题找右边的穴位，右边的问题找左边的穴位。比如，左手拇指痛，可以在右脚拇趾侧的相对应位置找痛点，这叫缪刺法，这是经络学的重点方法，我们在《外治法剑诀 27 式》中讲过。在本书的后面，我们还是会再次强调本方法的重要性。

手阳明大肠经

　　手阳明大肠经在体内属于大肠之腑，连接肺脏。本经穴在体表走食指，经过上臂后面的桡侧，抵达人体面部的鼻旁。本经重点治疗体表经过的部位，尤其是这些部位的皮肤、肌肉、组织的问题。而与大肠相关的问题，虽然与本经有关系，却不是本经的主治重点，原因在于"阳主外"，阳经着重治疗体表位置的症状，阴经着重处理与内科相关的问题。

　　根据手阳明大肠经的流注来看，本经主治颜面、鼻、齿、咽喉疾病，以及皮肤病、桡神经感觉异常、运动障碍等。

　　前文说到，肺经的经气循行是由胸走到手指，然后在手指末端连接上手阳明大肠经再往身体的躯干传输。我们可以看出肺经和大肠经的体表位置，肺经是经过手臂阴面的桡侧，而大肠经是经过手臂阳面的桡侧，从体表上可以看出"肺与大肠相表里"的关系。

　　下面我跟大家介绍几个手阳明大肠经的大穴。

◆手阳明大肠经常用大穴一览

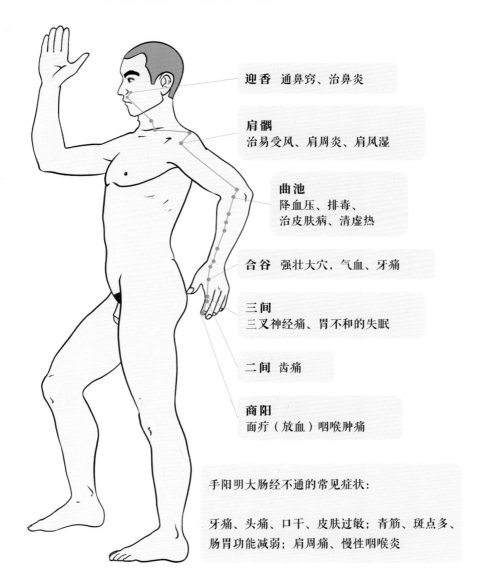

迎香 通鼻窍、治鼻炎

肩髃
治易受风、肩周炎、肩风湿

曲池
降血压、排毒、
治皮肤病、清虚热

合谷 强壮大穴，气血、牙痛

三间
三叉神经痛、胃不和的失眠

二间 齿痛

商阳
面疗（放血）咽喉肿痛

手阳明大肠经不通的常见症状：

牙痛、头痛、口干、皮肤过敏；青筋、斑点多、
肠胃功能减弱；肩周痛、慢性咽喉炎

商阳穴

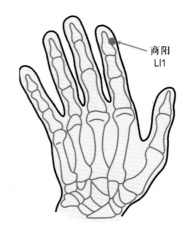

商阳
LI1

［穴位］商阳

［位置］食指末节桡侧，距指甲角 1 分处。《灵枢·本输》："大指次指之端也"；《针灸甲乙经》："在手大指次指内侧，去爪甲如韭叶。"《针灸集成》："与第一节横纹头相直"；即食指指甲廓桡侧角后旁 1 分凹陷处。

［方法］浅刺 0.1 ～ 0.2 寸或点刺出血。

在商阳穴上放血可以治疗咽喉肿痛及面疔（脸上长得凸起来的疮）。大家听到"放血"一词可能会感到害怕，其实中医的放血就是用采血针刺一下穴位，挤出一两滴血即可。测血糖的人经常如此，没什么可怕的。放血要小心两点，一是可能有感染风险，所以要做好皮肤清洁；二是要避开动脉，否则血会喷出来。但这些手指上的穴位一般不会有太大问题。

二间、三间穴

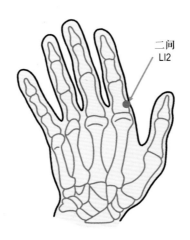

二间
LI2

［穴位］二间

［位置］微握拳，食指桡侧缘，第二掌指关节前方赤白肉际凹陷处。《灵枢·本输》："本节之前"；《针灸甲乙经》："在手大指次指本节前内侧陷者中"，

《循经考穴编》补充："横纹尖陷中"；握拳时约当食指指掌横纹桡侧端处。

[方法]屈指，浅刺 0.2 ～ 0.3 寸。

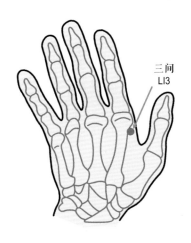

[穴位]三间

[位置]微握拳，食指本节（第 2 掌指关节）后方桡侧凹陷处。《灵枢·本输》："注入本节之后三间"；《针灸甲乙经》："在手大指次指本节后内侧陷者中"；《循经考穴编》："约去二分许陷中"。

[方法]半握拳，向掌骨掌侧直刺或向合谷方向斜刺 0.5 ～ 1 寸。

二间穴和三间穴都是大肠经上的要穴。二间在食指桡侧，第二指掌关节前方凹陷处，三间则是在第二指掌关节后方凹陷处。二间是治疗牙齿痛的穴位之一，同时也可以治疗五十肩，也就是手抬不起来的问题，又称肩周炎。大肠经上有两个穴位可以用于治疗五十肩，若有几个月的病史，我们一般用的是大肠经上的曲池穴，但如果是最近两天才开始痛则会用二间穴。

三间是治疗三叉神经痛、胃不和而导致失眠的穴位。三叉神经痛会导致脸上的肌肉一直抖。在电视上，奸臣的脸常在抖动，可能就是三叉神经痛（开玩笑）。三间的名字里有个"三"，就治疗"三"叉神经痛，这是一个很好的记忆方法。此外，我的老师倪海厦先生临床上治疗大拇指关节痛常会用到"三间透后溪"，也就是从三间穴扎针一直推向后溪穴的位置，这也是三间穴的一个重要运用。

合谷穴

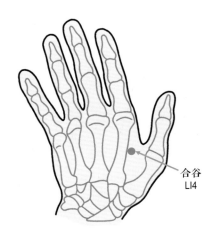

合谷
LI4

[穴位] 合谷

[位置] 手背第 1 ～ 2 掌骨间，第 2 掌骨桡侧中点处。《灵枢·本输》："在大指歧骨之间"；《针灸甲乙经》："在手大指、次指间"。《千金翼方》："在虎口后纵纹头，立指取之宛宛中。"《循经考穴编》："宜并二指，取纹尽高肉上，须捏拳下针。"《动功按摩秘诀》："在大指次节，歧骨肉尖上。"即拇、食两指并合时，虎口部隆起最高处。或以一手拇指指面的远侧指横纹叠合于另一手虎口部的指蹼缘上，屈拇指时当拇指指端所止处。

[方法] 手呈半握拳状，直刺或稍向上方斜刺 0.5 ～ 1 寸，或向掌骨下小指侧深透。应注意防止刺伤动脉，深透时更须防止刺及掌深动脉弓，以免引起出血。如刺破背侧浅筋膜内的头静脉属支，可在浅筋膜内形成血肿。若损伤桡动脉或拇主要动脉，则可引起第一背侧骨间肌或拇内收肌挛缩而致畸形。

合谷穴位于第二掌骨桡侧中点。它是强壮大穴、理气大穴、气穴、气滞穴、牙痛穴。合谷这个穴位不难找，而且按下去会有明显的酸痛感，碰到骨头边时感觉又更强烈。

上边说了，合谷是气滞穴，是理气大穴。气是什么？气是我们身上的能量。能量在我们身上流动，若在某个部位卡住了，就叫作"气滞"。有人觉得胸口闷，去医院照 X 光，医生看了很久都没发现什么问题，就说可能是神经的问题。后来患者就来找我们中医，我们不会说他神经有问题，我们会说这是气滞，一针合谷扎下去，他就会很舒服。为加强疗效，一般我们会再加上足三里（足三里又称气虚穴）。除了疏通气滞，针刺合谷、足三里二穴，还可以增强免疫功能。很多人找问止中医针刺保健，我们最常用的组合保健穴位就是合谷和足三里。

在虎口更下面一点的位置，那个地方也有个穴位，叫泽田合谷，又叫齿痛合谷，专门治疗牙齿痛。记住，合谷与齿痛合谷是两个不同的穴位，不少人混淆为一个穴位了。泽田合谷是日本泽田派的大师命名的，在董氏奇穴中，泽田合谷这个位置被命名为大白穴。但名称并不重要，重要的是我们知道怎样运用此穴。

临床上，我们经常遇到全身痛的患者，包括头痛、胸痛、肚子痛、屁股痛、脚痛、膝盖痛、小腿痛、足跟痛、背痛、腰痛等，这种患者不是来"踢馆"的，他的痛是真实存在的。这时我们会遵行"合谷通则一身通"的原则，帮他"开四关"——针刺患者身上左右两边的合谷穴和太冲穴（太冲穴在大拇趾和第二脚趾中间，骨头交会处），共四针。患者的浑身各处疼痛就会很快得到缓解，而往往在全身各处痛缓解之后，患者身上原本隐藏着的真正的痛点就会浮现出来，这时候再用循经针刺痛点的方式治疗效果就会十分明显。合谷和太冲，一个在手上，一个在脚上，都是治疗气滞的穴位。西医里面没有气的概念，也就没有气滞、气通不通可言，可是病患就是觉得不舒服，他感到痛、感到闷、感到难过。这时中医就用合谷和太冲，让他全身的气都通一通。

当我们感到头晕时也可以按压合谷，牙齿痛时也可按压合谷。因为大肠经会循行至头部，会经过牙齿，所以合谷穴可对治牙痛。中医经常是这样，牙痛扎手，胃痛扎脚，这是因为经络把人体各部分连接起来。犹如放风筝，人在地面拉动风筝的线，风筝在天上飞。当人在下面拉线，但风筝在上面不动时，这表示线的动能传输被卡住了，于是我们就要疏通这条线。比如牙齿痛，我们扎了合谷后，就问患者牙痛好了没。如果还没好，就沿着经络继续往上找穴位，再扎一针。若还不行，就继续往上找，再扎。逐个疏通堵塞的点。扎了几个穴位之后，经络通开了，他的牙齿痛就会缓解。

曲池穴

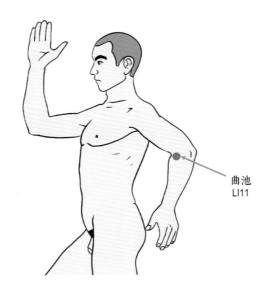

曲池
LI11

［穴位］曲池

［位置］在肘横纹外侧端，屈肘，当尺泽与肱骨外上髁连线中点。

［方法］直刺 1 ～ 1.5 寸。

　　曲池穴能降血压，排毒，治疗皮肤病，清湿热等，是个很好用的穴位，我常常叫大家自己多按按。曲池穴定位在尺泽和肱骨外上髁连线中点。

　　曲池穴能清虚热。比如，有人的感冒已经治好了，但身上还是有点热，但也不是那么烫，我们就可以按压曲池，清虚热退烧。平常按压曲池会有点痛，有虚热的时候按起来就更痛了。

　　很多资料上说曲池穴可以降血压，但经过我们临床实践的比对发现，前文说的降血压穴位组比曲池好用很多。中医就是通过诊治很多患者后才能得知真正好用的是什么。

　　临床上，曲池穴最常用于治疗皮肤病，我对此印象很深。我的小女儿小时候患有异位性皮肤炎，两岁时全身皮肤溃烂，身上一条条都是血迹，晚上睡不着就哭闹一整晚，她难受，我们做父母的也跟着难受。后来我们打算尝试针灸，于是在女儿的曲池穴和血海穴各扎一针，下针时女儿觉得很痛，但是拔针后，皮肤就不痒了，还能睡个安稳觉，偶尔半夜时老婆会踢我说："女儿又痒了。"我就拿根针去帮女儿扎，扎久了女儿也不怕针了，因为她知道扎完针就不痒，就能好好睡觉。曲池穴治疗皮肤病十分有效，对此穴除了针刺，还能按压。另外，小孩子扎针后无须留针，小孩子的气很强且纯，针刺一下就有强烈的反应。

肩髃穴

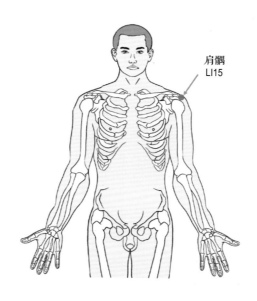

肩髃
LI15

［穴位］肩髃

［位置］肩部三角肌上，臂外展或向前平伸时，当肩峰前外方凹陷处。《针灸甲乙经》："在肩端两骨间"；《千金要方·诸风》："在两肩头正中"；《循经考穴编》："髆骨端上两骨罅间，举臂平肩陷中（一云当微前些），下直对曲肘缝尖，须搁臂纵或转手插腰，缓缓下针。"

［方法］垂臂肘向三角肌部斜刺1～1.5寸；或于上臂外展位时沿肱骨头前内侧向腋窝方向深刺1～2寸。艾炷灸3～5壮，艾条灸5～10分钟。

　　肩髃穴位于锁骨外端往下一点处，即手臂外展时，肩峰前外方的凹陷处，按下去会有酸痛感。此穴主治肩周炎、肩风湿、肩痛，是治疗肩痛的近取穴位，同时也是治疗中风的大穴。肩髃和环跳穴这两个穴位可以说是遥遥相对的，肩髃刚好是上肢的末端，环跳刚好是下肢的末端，所以当环跳痛的时候我们可以扎肩髃穴，而肩髃穴一带痛的时候我们也可以扎环跳，取穴的时候要取对侧的穴位。这种通过左右上下交错来取穴的方法在针灸的术语中称为"缪刺法"或是"巨刺法"。我们在本书里，对这个概念强调再三，这可谓经络学之精华。

缪刺和巨刺

缪刺和巨刺都是针灸取穴的方法，基本上是采取"上病下治、下病上治、左病右治、右病左治"的原则，但其中还是有所区别。缪刺用于病位浅之络病；巨刺用于病位深之经病。此外身形有病痛，但三部脉尚未出现病理变化时采用缪刺。病痛在于左（或右）侧，而右（或左）侧的脉象呈病理变化时采用巨刺。缪刺所刺主要在四肢之指趾端爪甲边，或在对侧皮肤上寻找淤血疹点，点刺出血。也可于病痛对侧对称点取穴，并不拘于经穴所在。巨刺所刺部位则可包括全身躯干和四肢的经穴。

迎香穴

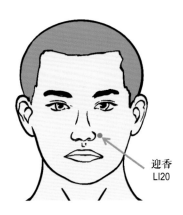

迎香
LI20

［穴位］迎香

［位置］面部，鼻翼外缘中点旁鼻唇沟中凹陷处。《针灸甲乙经》："在禾髎上，鼻下孔傍"；《铜人腧穴针灸图经》："鼻孔傍五分"；《千金要方》："禾髎上一寸"；《针方六集》："当约口纹"。

［方法］直刺0.2~0.3寸；沿鼻根向内上方横刺0.3~0.5寸；或沿皮向四白方向横透。禁直接灸。

迎香穴在鼻翼旁开五分（半寸）处，主要用于治疗鼻塞、鼻炎，可以针刺此穴或用工具或用指甲按压。但是治鼻塞，这个穴位的效果比不上委中穴。委中位于腘横纹中点，通鼻窍速度最快，快到难以想象。我们在《外治法剑诀27式》中讲解了用委中穴对治鼻塞的方法，这里再重述一遍：患者身体侧躺，鼻孔塞住的那面朝上，朝上的那只腿弯起来，用手用力按压自己的委中穴，患者自己能听到噗的一声，塞住的鼻子就被疏通开了，通了之后躺正，想睡觉就睡觉，不想睡觉就起来，鼻子都能保持通畅。因为委中在膀胱经上，膀胱经一路走到鼻子旁边，所以刺激委中，鼻子就会通畅。如果两边的鼻孔都塞住，就先做完一边，再换另一边，再躺正即可。这个鼻塞速通法不仅适用于成人，也同样适用于儿童。我们在《中医超级儿童私房课》里面也着重讲过，大家可以配合大医小课里面的网课一起学习。

不要小看鼻塞，它是个很严重的问题，很多小孩子都因为鼻塞而睡不着。他们试着用枕头把头垫高，但高到人都要坐起来了，鼻子依然是塞的。学会这招，对治鼻塞又轻松，又免费。

足阳明胃经

"足之阳经头至脚"，胃经是从头走到脚，所以这条经络是很长的。本篇跟大家讲一下胃经的重要大穴。

胃经的经穴歌诀是"四十五穴足阳明，头维下关颊车停，承泣四白巨髎经，地仓大迎对人迎，水突气舍连缺盆，气户库房屋翳屯，膺窗乳中延乳根，不容承满梁门起，关门太乙滑肉门，天枢外陵大巨存，水道归来气冲次，髀关伏兔走阴市，梁丘犊鼻足三里，上巨虚连条口位，下巨虚跳上丰隆，解溪冲阳陷谷中，内庭厉兑经穴终"。为什么要提这个歌诀呢？主要是因为其中有一段"上巨虚连条口位，下巨虚跳上丰隆"。

这段很有趣，从经络图中我们可以看到胃经在小腿上有一段先往上跳一下，再往回走，在那边打了一个折。这很奇怪，为什么三千年前的中国人会知道这边有一个折？后来现代医学研究者用电阻和微量元素的分布去绘出经络，发现那边真的就有个折。古时的中医书中就已记载了这个发现，古人是怎么知道的呢？难道是外星人来传授的高度文明？还有一种说法是自古以来，就有一类修行人对经络循行相当敏感，他们可以清楚地感受到身上经络循行的路径，于是古人就凭此画出经络循行的微小细节。这种说法看来比较合情合理。我有一位练内家拳的朋友，习武二十多年，桩功相当了得。大约2013年那会儿，我带他去体验一家"生物全息反射疗法"的机构。当理疗师按这位朋友身上的某些区域时，他一会儿"哎呦，一股气到肝了""哎呦，冲到后腰了"，理疗师非常惊讶地说"对对，我按的就是肝脏的反射区""是啊，我现在按的是肾脏的反射区"。理疗师说，一般身体很好的小孩子也能清晰感受到经络的气息流动，成年人里能感受到这个现象的，他目前只遇到这位内家拳师父一个。看来他练内家拳多年，经络十分通透。全程我在一旁，只听见他"哎呦，疼、疼""哎呦，轻点！"

◆足阳明胃经常用大穴一览

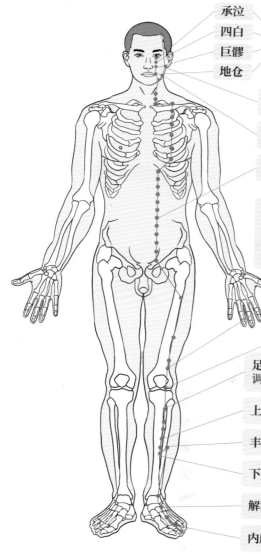

承泣
四白
巨髎
地仓
　此四穴可谓美容大穴，可用圆拨法治眼袋、皮肤暗沉、面疱

下关 牙痛近取穴

颊车 牙痛近取穴

天枢 便秘溏泄的双向良调穴

足阳明胃经不通的常见症状：

喉咙痛、胃痛、怕热、消化不良；倦怠、膝关节酸痛、便秘；唇干舌燥、身体消瘦

梁丘 急性胃痛，乳肿痛、乳腺炎

犊鼻 治膝痛

足三里 补虚保养强壮大穴，调和脾胃，降逆利气，宜灸

上巨虚 调整大肠功能

丰隆 化痰大穴，亦可降血脂

下巨虚 调整小肠功能

解溪 化湿，清胃虚热

内庭 化湿，清胃虚热

　　足阳明胃经在体内属于胃腑相连于脾脏，在体表走颜面及前头部、躯干前面胸腹部的第三条线、下肢外侧前缘，最后抵达足部第二趾外侧。

　　其治疗效用分为两大部分：

　　1.依体表循行位置：治疗颜面（鼻，齿）、咽喉疾病，以及下肢正面外侧感觉及运动障碍。

　　2.依脏腑相属：治疗胃肠等消化系统相关的疾病。

下卷

经络学心法18篇

承泣、四白、巨髎穴

［穴位］承泣

［位置］面部，瞳孔直下眼球与眶下缘之间凹陷处。当目中线上，下睑沟正中。《针灸甲乙经》："在目下七分，直目瞳子"；《外台秘要》："甄权云：在眼下八分"；《医宗金鉴》："目下胞陷中"。

［方法］阖眼，用平直细针在眼球与眶下缘间进针，沿眶壁内缘缓缓刺入 0.5 ～ 1 寸，进针前可先嘱患者将眼球下转，使眼球后组织偏转至上方，以免被刺伤。针刺时不宜多做捻转或提插手法，留针时间也不可过久。出针后应轻轻按揉针孔片刻，以防出血。不宜用灸法。

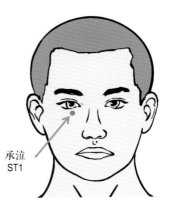

承泣
ST1

［穴位］四白

［位置］面部，瞳孔直下，眶下孔凹陷处。当目中线上，眼裂下睑缘下一寸，鼻尖与目外眦连线的中点。《针灸甲乙经》："在目下一寸，面骨颧空。"

［方法］直刺 0.3 ～ 0.5 寸。不灸。

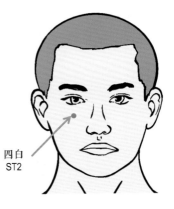

四白
ST2

［穴位］巨髎

［位置］面部，瞳孔直下与鼻翼下缘相平的凹陷处。当鼻唇沟外侧，目中线上。《针灸甲乙经》："在侠鼻孔傍八分，直瞳子"；《针灸资生经》："在鼻孔下，夹水沟旁八分。"

［方法］直刺 0.3 ～ 0.5 寸。或斜向四白透刺。

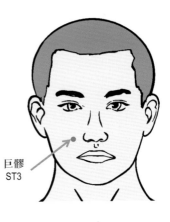

巨髎
ST3

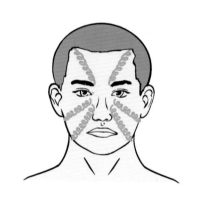

"承泣四白巨髎经"，承泣穴在我们眼睛下方，往下是四白穴，再往下则是巨髎穴。此三穴可谓美容大穴，可以使用"圆拨法"治眼袋、皮肤暗沉、面疱。不怎么懂中医的美容院常用此招。我们可以用拨筋棒或经络梳的第一颗球，蘸一点椰子油作为润滑剂（不要用铅笔，铅笔太尖，也不要用手指，手指太粗糙），根据肌肉的走向去垂直拨穴位，拨开来后气血就会通畅，脸蛋也就变得漂亮。尤其是眼袋、雀斑、老人斑，这些会随着气血通畅而消淡。但普通人不知道肌肉走向怎么办？这时候就要用"圆拨法"！这是很聪明的做法，大家只要在皮肤上画圆就能拨到每一个方向。操作如下图，分为三块区域，由上到下拨，不要没系统地乱拨。力量不需要太大，能按到底下的骨头即可。画的圆不要大，速度宜慢，画圈宜小。在《外治法剑诀 27 式》里的第 25 式就是讲这个方法的。因为这个方法很好用，也符合现代人爱美的需求，所以我就"好话不怕多"，在这里重申了。

颊车、下关穴

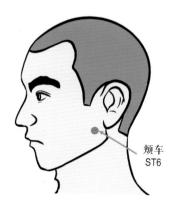

颊车
ST6

［穴位］颊车

［位置］面颊部，下颌角前上方约一横指（中指），咬肌中，按压时有凹陷处。《针灸甲乙经》："在耳下曲颊端陷者中，开口有孔"；《针灸资生经》引《千金要方》："在耳下八分，小近前。"

［方法］直刺 0.3 ～ 0.5 寸，或沿皮向前（地仓）透刺 1 ～ 2 寸。

［穴位］下关

［位置］面部耳前方，颧弓与下颌切迹所形成的凹陷中。张口时下颌骨髁状突前移，凹陷即消失。《针灸甲乙经》："在客主人下，耳前动脉下空下廉，合口有孔，张口即闭。"

［方法］直刺或向耳侧斜刺 0.5 ～ 1.5 寸。不灸。

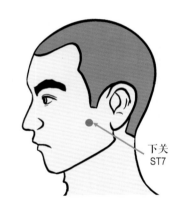

下关
ST7

牙痛时也可以在下关穴和颊车穴附近用拨法。下关穴在脸的颧骨下方，咬牙时会凸起来的那个位置。颊车穴在脸的下颌角前上方，也是咬牙会凸起来的位置。它们都是牙痛的近取穴。大家无论哪颗牙痛，都可以在下关和颊车的中间及附近做拨法，刚开始拨会很痛，但习惯后痛感会减轻。用这两个穴位再配合远端的牙痛合谷、行间等穴，效果非常好。牙痛的时候，这些穴位按起来都很痛，但按压完牙齿就不痛了。

多年前，我刚开始自学中医，有一天牙痛得受不了，牙医说得做根管治疗，根管治疗要两三千块美金，而且我的牙医不能帮我做，要预定专科治疗，还要再排队等两个礼拜，我的牙医给了我一些止痛药。我吃都没有吃就扔到一边，我尝试用经络学的穴位进行治疗。我给自己按完下关、颊车、太冲、行间这几个穴位后，牙齿马上就不痛了。我本以为这只是暂缓几个小时，没想到第二天疼痛也没有复发。两周后，我去看牙医专科，那位白人老医生问："你这个牙根神经已经在腐烂了，会很痛，你有没有吃止痛药？"我说："没有啊，已经不痛了。"其实我那时候本来不想继续看牙医了，因为我觉得已经好了，但我太太说既然牙根烂掉了，还是去医院处理一下比较好。白人老牙医问我为什么不会痛，我告诉他我用针灸止痛了，他伸手比了比那些穴位的位置，问我是不是这些位置，这点让我印象深刻，原来这位牙医也学过针灸。穴位真的很神奇，当时检查到我牙齿里面已经化脓烂掉了，但我依然感觉不到痛。当然，牙齿烂掉还是得看医生，只是说我们可以用穴位来止痛。

★ 远端同经络上的穴位用法 ★

我们在选取穴位的时候会经常用到近取穴和远取穴，选择靠近疼痛部位的穴位叫近取穴，选择同经络上的远端穴位称为远取穴。当近取穴不便下针时，我们往往选用同经络的远取穴针刺，疗效也很好。如乳头痛的近取穴是乳中穴，但此穴禁针，因此我们可以选用同在胃经的梁丘穴来治疗。梁丘在膝盖附近，有治疗乳房问题的作用。它们都有治疗效果是因为同属于胃经，如同风筝和连系着它的线，下面人在拉线，上面的风筝就会跟着动。

天枢穴

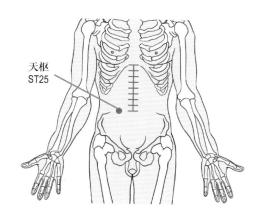

天枢
ST25

［穴位］天枢

［位置］腹中部，脐中旁 2 寸，腹直肌中。《针灸甲乙经》："侠脐两旁各二寸，陷者中。"

［方法］直刺或斜刺 1 ～ 1.5 寸。艾炷灸 5 ～ 7 壮，艾条灸 10 ～ 20 分钟。

天枢穴是便秘和溏泄的双向良调穴。双向良调穴的意思是指同一个穴位，不仅能治便秘，还能治溏泄。对天枢穴来说，便秘是偏向天平的一端，溏泄则是偏向另一端，都是不平衡，它的功用就是恢复平衡。我们人体上有很多穴位都具有双向调节的作用，如治便秘又治溏泄、治口干又治口水多等，这是人体自带的调节平衡的能力。

我们在前面提到募穴，而天枢穴就是大肠的募穴，它在调节大肠的功能上扮演着重要的角色。

便秘可能是大肠或小肠堵住了，我们可以根据是否多屁来判断。如果是小肠堵塞，大肠是空的，就会不断地排气；而如果是大肠堵塞就没有屁多的问题。如

经络学心法 18 篇

果大肠堵塞我们用天枢穴，但如果是小肠堵塞我们会用小肠的募穴，也就是任脉上的关元穴。

天枢穴在神阙穴旁开两寸。便秘的时候按压此穴会很痛，尤其是按压左边的天枢穴，所以天枢穴也可以作为诊断是否有便秘的一个穴位。治便秘有三大要穴，第一就是胃经的天枢穴，第二是三焦经的支沟穴，第三是肾经的照海穴。

梁丘穴

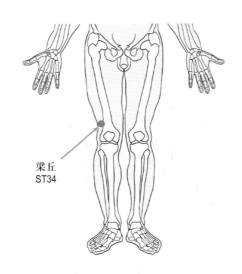

梁丘
ST34

［穴位］梁丘

［位置］大腿前面，屈膝，髂前上棘与髌底外侧端的连线上，髌底上 2 寸处。伸膝时，当股直肌与股外侧肌之间凹陷中。《针灸甲乙经》："在膝上二寸"；《针方六集》："去膝盖二寸"；《循经考穴编》："屈膝取之，在膝盖骨上尽处陷中。"

［方法］直刺 0.5 ～ 1 寸。艾炷灸 3 ～ 5 壮，艾条灸 5 ～ 10 分钟。

刚刚讲乳中穴时提到过梁丘穴。梁丘穴可以对治乳肿痛、乳腺炎。它位于髌骨（膝盖前面圆圆的那块骨头）的外侧上角上方，也可治急性胃痛。治胃痛更常用的穴位是血海穴，位于髌骨的内侧上角上方，跟梁丘穴相对。血海穴是脾经的穴位，可治慢性胃痛。梁丘治急性胃痛，如果是吃东西吃太快或其他情况导致的突然胃痛，我们就用梁丘穴。按压梁丘穴会有酸痛感，按压内侧的血海穴更酸更痛。

梁丘是一个很好的消炎穴，如果脸上胃经所循行经过之处长青春痘，我们就可以针刺梁丘消炎祛痘，一般我们会同时搭配大肠经上的曲池穴。而如果牙齿痛导致化脓发炎，也可以用梁丘穴对治，效果非常好。本书前面多次提过梁丘可以对治很多乳房问题，如乳房硬块等，这个原理是梁丘穴和乳中穴同属胃经，胃经循行经过乳房，这属于用远端穴治疗疾病的方法。

犊鼻穴

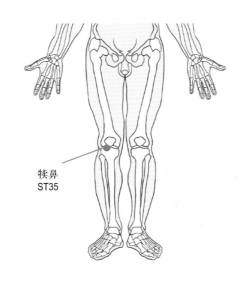

犊鼻
ST35

［穴位］犊鼻

［位置］膝部，屈膝时，髌骨与髌韧带外侧凹陷处。《针灸甲乙经》："在膝髌下胻，上侠解大筋中。"《千金要方》："在膝头盖骨上际外骨边平处，以手按之得节解则是。一云在膝头，近外三骨箕中动脉，以手按之得窟解是。"《医学入门》："在膝头，眼外侧大筋陷中。"

［方法］直刺 1 ～ 1.5 寸。禁直接灸，艾条灸 10 ～ 15 分钟。

犊鼻穴位于膝盖下缘，髌骨下方的两个凹陷中，像牛鼻子的两个鼻孔，主治膝盖痛，大家膝盖痛时可以按压犊鼻穴，就像堵住小牛的鼻孔。

这个穴位一般用于治疗膝盖痛，但也经常做定位之用。犊鼻穴下三寸就是我们的重要大穴——足三里穴。

足三里穴

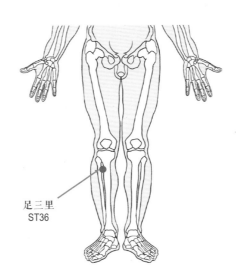

足三里
ST36

［穴位］足三里

［位置］小腿前外侧，外膝眼（犊鼻）下 3 寸，胫骨前缘外一横指（中指）处，当胫骨前肌中。《灵枢·本输》："膝下三寸，胻骨外。"《针灸资生经》："每以大拇指、次指圈其膝盖，以中指住处为穴，或以小指住处为穴，皆不得真穴所在也……盖在膝髌下，侠大筋中也。则是犊鼻之下三寸，方是三里。不可便从膝头下去三寸为三里穴也。若如今人之取穴，恐失之太高矣。"《循经考穴编》："须于骨外容侧指许。"

［方法］直刺 1 ～ 2 寸。艾炷灸 5 ～ 7 壮，艾条灸 10 ～ 20 分钟。

足三里穴是一个很重要的大穴。足三里、气海、关元合称为三大气穴，是补气的王牌穴位。我们在本书里讲过几次了，但"好话不怕多、重点屡次说"，我们再强调一遍：这三大气穴可以谐音"山海关"，山海关乃天下第一关，谐音记忆都能体现这三个穴位的重要性。传说，古时候人们出远门前要灸足三里，如果跟你同行的人发现你没灸足三里，人家都不想带上你，因为怕你腿脚不够力。足三里位于犊鼻下三寸（四根手指宽的距离），小腿外侧，髌骨旁边。

足三里是身体补虚、保养、强壮的大穴，它还能调和脾胃、降逆、利气，宜用灸法。我们说过合谷和足三里同用有增加免疫力之功。足三里是长寿大穴，因为它能强健脚力，脚有力，心脏就轻松，心脏轻松，人就长寿。老人家脚没力，老化就快；脚有力，能走，老化就比较慢。有些人年纪轻轻，脚就没力，这种情况就要常灸足三里。灸足三里比针足三里效果好，它还有引气下行的作用。如果我们灸气海、关元或整个背俞穴时，可能会出现热气太大而上逆的情况，也就是"上火"，这时我们在足三里扎一针，就能引热下行，不会让你在艾灸完后口干舌燥的。

　　足三里的用途非常多，在此穴做针刺的泻法（针刺时，顺着经络的方向下针为补法；逆着经络的方向下针为泻法。另有其他多种补泻手法，本书暂不展开论述）可以降血压。我有一次义诊时，患者想在牙科义诊处拔牙，但由于他的舒张压高达 108mmHg，所以牙医不同意他拔牙。他不甘心自己排了这么久的队却无功而返，就去西医的场地请求帮忙降血压，但西医那边并没有准备降血压药，于是他们建议他来中医场地。正好是我接手这位患者，我就在他的足三里下五分的地方斜刺一针到足三里穴，这是中医针灸的泻法，因为足三里穴所在的足阳明胃经是从头面往脚上走的，如果由下往上刺就是逆经，即跟胃经的经气循行方向相反，而逆经在针灸中是一种泻法。我留针十五分钟后起针，再量患者血压，他的舒张压就变成 88 mmHg 了，于是他顺利地完成了拔牙。西医组里第一次参加义诊的某位年轻西医满脸怀疑，表示不敢相信，他说哪怕吃降压药也需要至少半小时的消化吸收时间才能开始起作用；经常参加义诊的某位西医对中医的神奇已经见怪不怪了，对那位年轻西医说："有什么搞不定的就介绍给中医处理啦！"

条口穴、上巨虚穴、下巨虚穴、丰隆穴

　　[穴位] 条口

　　[位置] 小腿前外侧，外膝眼（犊鼻）下 8 寸，胫骨前缘外一横指（中指）处。当小腿前外侧中点，胫骨前肌中，外与丰隆相平。《针灸甲乙经》："在下廉上一寸"。

　　[方法] 直刺 1～2 寸。艾炷灸 3～5 壮，艾条灸 5～15 分钟。

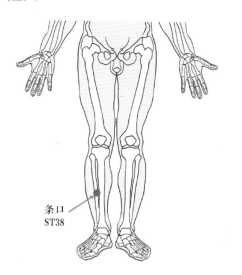

条口
ST38

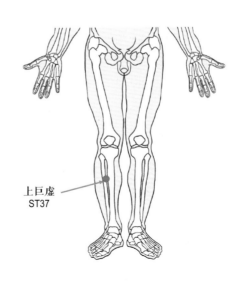

［穴位］上巨虚

［位置］小腿前外侧，外膝眼（犊鼻）下 6 寸。胫骨前缘外一横指（中指）处。当足三里直下 3 寸，胫骨前肌中。《灵枢·本输》："复下三里三寸。"

［方法］直刺 1 ～ 2 寸。艾炷灸 5 ～ 7 壮，艾条灸 10 ～ 20 分钟。

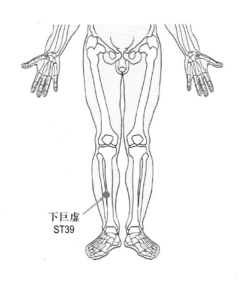

［穴位］下巨虚

［位置］小腿前外侧，外膝眼（犊鼻）下 9 寸，胫骨前缘外一横指（中指）处，当上巨虚直下 3 寸。《灵枢·本输》："复下上廉三寸。"

［方法］直刺 0.5 ～ 1.5 寸。艾炷灸 5 ～ 7 壮，艾条灸 10 ～ 20 分钟。

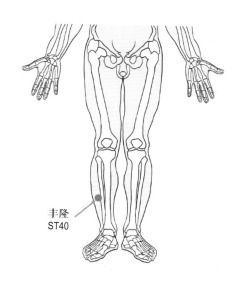

丰隆
ST40

［穴位］丰隆

［位置］小腿前外侧，外踝尖上 8 寸，胫骨前缘外二横指（中指）处。内与条口相平，当外膝眼（犊鼻）与外踝尖连线中点。《灵枢·经脉》："去踝八寸"；《针灸甲乙经》："在外踝上八寸，下廉胻外廉陷者中"；《针方六集》："条口外廉一寸陷者中，别走太阴者。"《循经考穴编》："外踝向前，旁解溪上去八寸。又法：于膝骨尽处量至脚腕中，折断当中是。"

［方法］直刺 1～2 寸。艾炷灸 5～7 壮，艾条灸 5～15 分钟。

我们先找到小腿中点，髌骨外一横指处，这个位置叫条口穴，条口穴上两寸是上巨虚穴，下一寸是下巨虚穴，条口穴再外开一横指则是丰隆穴。

条口穴主治脚麻，糖尿病患者常有脚麻的问题，针刺条口穴有很好的治脚麻的作用。此外，条口透承山治疗五十肩，是针灸伤科的一个著名治法。承山穴是膀胱经上的穴位，当患者手抬不起来时，我们可以用三寸针从患侧的对侧条口穴下针，一路透到承山穴，这时候患者的胳膊就可以直接抬起来。

上巨虚穴的作用是调整大肠功能，如便秘；下巨虚穴的作用是调整小肠功能，如消化。上巨虚在临床上还用于消除乳房硬块，"巨虚"顾名思义，就是把"巨大的东西虚掉"，这是我的老师倪海厦先生特别指出的记忆方法。

丰隆穴是化痰大穴。丰隆穴其实很好找，就在小腿的一半，髌骨外两横指处。丰隆穴在现代应用中有降血脂的作用，血脂在中医看来是痰的一种，是无形之痰。中医把身上不该有的液体堆积都称为痰。丰隆的另外一个作用是丰胸，使用时用补法，从丰隆穴上方下针然后把针尖推到丰隆穴上，这就是顺经而行的补法。

解溪穴

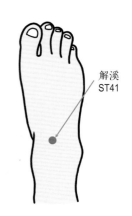

解溪
ST41

［穴位］解溪

［位置］足背与小腿交界的横纹中央凹陷处，当踇长伸肌腱与趾长伸肌腱之间。《灵枢·本输》："上冲阳一寸半陷者中也"；《太平圣惠方》："在系鞋处"；《针灸玉龙经》："在足腕上大筋外宛宛中"；《医学入门》："去内庭上六寸半"；《针灸大成》："足大指次指直上，跗上陷者宛宛中"；《循经考穴编》："正居跗之间"；《动功按摩秘诀》："去陷谷四寸半"。

［方法］浅刺0.3～0.5寸。禁直接灸，艾条灸5～10分钟。

解溪穴位于脚背与小腿交界的横纹中央凹陷处，有化湿、清胃虚热的作用。如果大家感觉胃部湿重、发胀、没胃口，那就用解溪穴。

针刺解溪穴还能缓解前额头痛，前额是胃经所过之处，所以可以用胃经上的解溪穴来治疗。

内庭穴

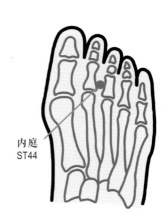

内庭
ST44

［穴位］内庭

［位置］足背第2～3趾间，趾蹼缘后方凹陷处。《灵枢·本输》："次指外间也"；《医学入门》："足次指、三指歧骨陷中"；《针方六集》："两歧骨后三分"；《针灸集成》："脚丫纹尽处"。

［方法］直刺或向上斜刺0.5～1寸。艾炷灸3～5壮，艾条灸5～10分钟。

内庭穴是化湿、清胃虚热的穴位。它位于脚上第二、三趾头汇合处。

解溪和内庭，这两个穴位都是调整脾胃的穴位，也都位于脚背上。除了调理脾胃外，按压脚背上的穴位还能解决很多不同的问题，如头痛、痛经、胃痛等。不需要记忆特定的穴位，哪里痛就按哪里。身体是最好的老师，它会告诉你哪里不舒服。大家可以在骨头与骨头之间的缝，也就是足背部上找痛点。还记得《外治法剑诀27式》里讲的脚背上的三条线、王牌中的王牌吗？不记得的话，要赶快去翻翻书。我认识一位中医师，他的"看家本领"就是在脚背上按，按到痛点就来一针，一针下去效果多半还不错，从此而得名。我们要记住这个秘诀，按这个穴位要经常蹲在地上，这个叫作"欲为佛门龙象，先做众生马牛"，很多名医都是这样蹲跪出来的。

我们可以把按揉脚背这招跟其他方法搭配。像遇到肩颈痛患者，就先把肩颈附近的点松开，松完后再按脚背，肩颈马上不痛了。遇到头痛患者也是如此，先按压治疗头痛的穴位，再加按脚背，按完就好了。此法对偏头痛尤其有效。我曾遇到一个偏头痛患者，我帮他扎完手针后他还是痛，我就在他脚背上的胃经循行处找痛点下针，不久后他的偏头痛就好了。擅用脚背穴位真的能处理很多问题，专门在脚背下手治疗的中医都能自成一派了，真的可以叫"赤脚医生"了。

内庭穴的另一个运用是减肥，它可以减弱一个人的胃口，因为此穴可以清虚热。当我们有胃热时，我们的胃口就很大，针刺内庭穴清完虚热后，胃口就能得到控制。但大家也不要一直针刺内庭，长期针刺此穴可能造成患者有厌食倾向，万事过犹不及。

足太阴脾经

先来谈谈脾的功能。中医的脾不只是现代医学中的脾（Spleen），还包括了胰腺（Pancreas），所以在功能上要注意其所指范围。中医认为："脾主运化，主统血，主肌肉，开窍于口，其华在唇，与胃相表里。"

"运化"是指消化及吸收营养，这个容易理解。"统血"是指管理血，这个比较难懂。我当时也是在西医课上才搞明白的。脾脏的其中一个作用是把老化的红血球杀掉、淘汰掉，所以它管控了血的质量。如果红血球的含氧量不足，我们就会出现缺氧的情况，当身体细胞没有获得充足的氧气，它们就会"叛变"，变得跟身上其他细胞不一样，有可能变成癌细胞。脾脏必须把老旧、不良的红血球通通杀掉，以保证血的质量，维持其携带氧气的能力。这就是"脾统血"的含义。

"其华在唇"是指脾的精华上荣，可以滋润人体的唇，所以也可凭此反推脾的健康状况。有人嘴唇常干裂，那可能就是脾的问题。中医还认为"甘入脾"，认为甜的食物被吃入人体后，主要是由脾来吸收，用现代医学来解释就是脾脏具有运化葡萄糖的功能，吸收葡萄糖后再通过血液输布全身，让细胞都能够得到葡萄糖。

"脾主肌肉"也有些玄奥，我也是在上西医课时才领悟到的。人把食物转化为血糖，而人体的大部分血糖储存在肌肉中，所以"甘入脾""脾主肌肉"就有这个意思。很多中医院校的同学一上西医课就逃课，我从来不逃课，我经常一边上课，一边忍不住欢喜赞叹，赞叹这些现代医学的发现总能与几千年前的中医智慧相呼应。3000年前《黄帝内经》就讲，甜的东西进到人体后会储存在肌肉，所以当人体的糖分不够时，人就会从肌肉里拿糖分出来用，肌肉就会变小，人就会变得消瘦，这就是"脾主肌肉"之说。我们常常看到重症糖尿病患者在晚期的时候，肌肉萎缩得非常严重，原本肌肉较多的四肢变得瘦小而无力。也许有些人会问："糖尿病患者体内糖偏多呀，为何会引发肌肉萎缩？"最主要的原因是，糖尿病患者体内糖多是指在血液中的葡萄糖含量过多，但人体细胞却无法充分吸收，于是身体就会判断是否该再进一步提高血糖。而糖尿病患者对于糖分的补充一向是惧怕的，由于身体没有糖分来源，身体就进一步分解肌肉，于是就会造成肌肉萎缩。

　　脾经不通时，脾也不好，会有腹胀、消化不良、口淡（胃口不好时，嘴就容易没有味道）、容易呕吐、胃脘闷、容易倦怠、虚胖、头脑不清、湿重脚肿、便溏、关节酸痛等症状，这些症状在现代医学看来就是"糖尿病"。中医的脾包含了西医的脾脏和胰腺，它们在中医藏象上都属于脾。胰腺里有 α 细胞能分泌升糖素，有 β 细胞能分泌胰岛素。当升糖素分泌时，身体内的血糖就升高；当胰岛素分泌时，身体内的血糖就会降低。两个激素互相抗衡，都在胰腺中，也就是在中医所说的脾中。所以中医治疗糖尿病患者，可以从脾经论治。

◆足太阴脾经常用大穴一览

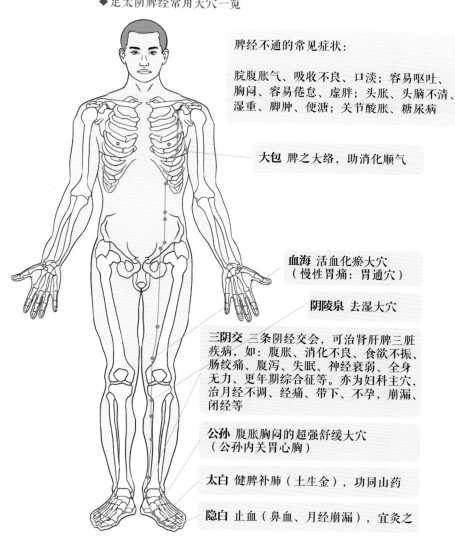

脾经不通的常见症状：

脘腹胀气、吸收不良、口淡；容易呕吐、胸闷、容易倦怠、虚胖；头胀、头脑不清、湿重、脚肿、便溏；关节酸胀、糖尿病

大包 脾之大络，助消化顺气

血海 活血化瘀大穴
（慢性胃痛：胃通穴）

阴陵泉 去湿大穴

三阴交 三条阴经交会，可治肾肝脾三脏疾病，如：腹胀、消化不良、食欲不振、肠绞痛、腹泻、失眠、神经衰弱、全身无力、更年期综合征等。亦为妇科主穴，治月经不调、经痛、带下、不孕，崩漏、闭经等

公孙 腹胀胸闷的超强舒缓大穴
（公孙内关胃心胸）

太白 健脾补肺（土生金），功同山药

隐白 止血（鼻血、月经崩漏），宜灸之

隐白穴

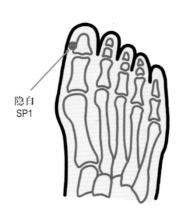

隐白
SP1

［穴位］隐白

［位置］足大趾末节内侧，距趾甲角 1 分处。《灵枢·本输》："足大指之端内侧也"；《灵枢·热病》："去爪甲如薤叶"；即足大趾趾甲廓内侧角后旁 1 分凹陷处。

［方法］浅刺 0.2～0.3 寸，或点刺出血。

　　隐白穴位于足大趾上，主治流血，包括流鼻血、月经崩漏等。以前老中医遇到鼻血不止或月经崩漏的患者，又刚好在抽烟时，就会用烟烫患者的隐白穴，血立刻就止了。不过这种方法听起来好可怕，现在没有人那么做了。

　　有些人月经一直没来，到最后会变成鼻血涌出来，经血不往下走，它往上走，这个叫作逆经。我以前在书中读到这个例子，我觉得是天方夜谭，怎么可能嘛？！但我在倪海厦先生身边跟诊时，就真的看到这样的患者，她一直流鼻血但不来月经，老师开了一味叫"郁金"的中药，患者喝完后就来了月经，鼻血也就随之停止了。不得不感叹，发展数千年的中医生理学记载了大量现象，是西医生理学截至目前尚未发现的。中医的智慧博大如此！

　　总之遇到流血的问题，无论是鼻血还是经血，就针刺或按压隐白穴，灸隐白穴的效果会更好，只是灸毕竟不如直接针刺或按压来得方便。月经淋漓不止的时候针刺隐白穴是中医师最常用的方法，针刺两边此穴，止血非常快。隐白穴可以说是实现"脾统血"这个观念最直接的表现。

顾名思义，隐白穴的名称就意味着此穴有治疗白带的功能。它的名字寓意为"把白带隐起来"，治疗白带非常有效。有一个知名的中药方剂叫完带汤，出自《傅青主女科》，其主要的功能是调整脾胃功能以控制白带。而隐白穴本身就是脾经上的穴位，和完带汤的治症思路遥相呼应。

★ 脾经上和水液代谢关联密切的大穴 ★

脾主管全身的水液代谢。

现代人普遍面临的问题之一是身体太湿。湿就是指身体内的水液、体液不在它应该在的地方，主要由以下几点原因造成：

第一，现代人吃得太好。古人的食物种类不如现在丰富。现在的很多食物容易造成水湿过重，比如乳制品。古代要取得乳制品并不容易，偶尔喝几回也很难得。哪里像现在，恨不能天天都要喝牛奶、酸奶。

第二，现代人喝水的方式不对。正确的饮食方式是饭水分离，即吃饭不喝水、喝水不吃饭，这是养生古训。但现代人通常一边吃饭一边喝各种汤水或饮料，这是不符合中医养生之道的。饭水不分容易导致水湿体质。

很多身体的慢性疾病都是从脾湿开始的，包括高血糖、高血脂、代谢不好、肥胖症等，这些都是脾经的问题。本书将教大家一个帮助身体祛湿的好方法——按推脾经。

小腿内侧沿着骨头旁边就是脾经，若这带按起来不是很痛，表示你身体没那么湿，若按起来很痛，就是湿气太重了。按推脾经是调理脾经最好的方法。如果你有上文提到的问题，如肥胖症、新陈代谢不良、体液太多、高血糖、高血脂等，就从小腿脾经开始，由下往上推，一直推到膝盖下。记住，重点是由下往上，就是顺着脾经走的方向。如果你手上有拨筋棒或点穴棒的话，那就更方便了，选择大头，蘸一点椰子油做润滑剂，直接顺着脾经从下往上推，按起来省力又到位。经常按推脾经，你就能随时祛除水湿。再配合良好的饮食方式和习惯，水湿体质所导致的高血糖、高血脂、肥胖等问题就会得到较好的控制。

这里跟大家再强调一下利用经气循行来补泻的观念。顺着经络的循行方向按推或针刺为补法，逆着经络循行的方向按推或针刺为泻法。脾经的循行方向是从下往上，所以补脾就从下往上推。

下卷

经络学心法18篇

按压脾经还可以作为诊断方式，不仅适合专业中医师诊断，同样的方法也适合读者做自我诊断。我看诊时，有时候会按一按患者的脾经，查看他们身体的水湿情况。诊断标准：湿气重的人，按之则痛；湿气不重的人，按之则不痛。大家也可以伸出自己的腿，自我诊断一下试试。

三阴交穴

［穴位］三阴交

［位置］小腿内侧，足内踝尖上 3 寸，胫骨内侧缘后方凹陷处。《针灸甲乙经》："在内踝上三寸，骨下陷者中"；《医学入门》："骨后筋前"。

［方法］直刺 0.5 ～ 1.5 寸。孕妇慎用。

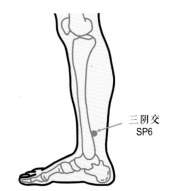

三阴交
SP6

三阴交穴是女性的至宝穴位。女性宝穴还有太溪穴、复溜穴，我们在下文再着重讲解这两个穴位。三阴交位于踝骨正上方三寸处，三寸就是四只手指的宽度。此穴不仅是妇科主穴，还可以治疗腹胀、失眠、消化不良、食欲不振等症状。

从穴位的命名也能揣测出来，三阴交是三条阴经的交会处，也就是肾、肝、脾三个脏腑的交会，是身上少数能同时交会三条经络的大穴。按揉这个穴位，很多人都会感到痛，尤其是女生，大约每十个人就有八个会痛；男生中，大概每十个人有两个人会痛。如果三阴交按下去很痛，表示你可能有腹胀、消化不良、食欲不振、肠绞痛、腹泻等跟脾有关的症状，也可能有失眠、更年期综合征、神经衰弱等跟肝有关的症状。

三阴交是妇科主穴，所以中医师大多会用此穴对治各种妇科问题，如月经期过短、月经期过长、月经不顺、崩漏、闭经、痛经等。此穴还能用来鉴别妇科问题的病程和治疗情况，如妇科问题刚开始时按压此穴会感觉非常痛，但痛感会随着治疗进程的推进而降低，直到按压此穴不痛时，表示妇科问题也就被治得差不多了。大家要特别注意，孕妇的三阴交穴是禁针的，千万不要扎。但女性如需备孕助孕，则除了艾灸中极和关元之外，一定要加上艾灸三阴交。妇女不孕一般与血分不足有关，灸三阴交则能快速强化血分，妇女在受孕育胎上能得到很大助益。

三阴交也是处理水湿的要穴，当我们有水肿的时候就可以温灸三阴交，同时配合阴陵泉和地机，效果非常显著。临床上治疗严重水肿时常用的方式就是针刺这三个穴位并温灸，往往水肿立消。

太白穴

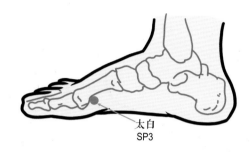

太白
SP3

［穴位］太白

［位置］足内侧缘，足大趾本节（第1跖趾关节）后下方赤白肉际凹陷处。《针灸甲乙经》："在足内侧核骨下陷者中"；《神应经》："大都后一寸，下一寸"；《循经考穴编》："当是足大指本节骨后，内侧贴骨陷中赤白肉际。"《黄帝内经太素》杨上善注："核骨在大指本节之后，然骨之前高骨是也。"

［方法］直刺0.5～1寸。可灸。

太白穴的作用是"功同山药"。如果一个人想要年轻漂亮，想"年逾六十，貌似四十"，就要多吃山药。大多数人吃山药没什么坏处，除了少数人吃太多山药可能会腹泻外，其他没什么大问题。在美国，一般人也不会吃太多，因为美国的山药不便宜。在国内，有条件的读者不妨多吃一些，希望二十年后我们再相见时你们还如今天这般年轻美丽。

太白穴能健脾补肺。能补肺是因为"土生金"，把脾强健起来，肺就会跟着好。本穴和肺经有关，而肺经的属性是金。太白穴的穴名由来是古代称西方的主星叫作"太白金星"，所以以此命名。如果大家想要声音洪亮、皮肤好（肺主皮毛），就用太白穴。这个穴位要用灸法，因为补脾用灸法比较有效。尽管针刺和艾灸分别都有补法和泻法，但整体而言，针刺偏泻，艾灸偏补。太白穴是脾经的本穴，所谓的"本穴"就是太白穴在五行的属性上正好属土，而脾经本身也是属土，"土中之土"的太白穴补脾力量最为强大。所以，我们常常用太白穴对治脾气虚的现象，十分好用。脾气虚主要表现为"食少、便溏、神疲"，也就是当一个人的胃口变差、食量变小、大便溏泄，同时还有神疲乏力的现象时，我们就可以说这个人是脾气虚。这时候在太白穴做补法，可以迅速强化我们的脾气，解决"食少、便溏、神疲"的问题。

公孙穴

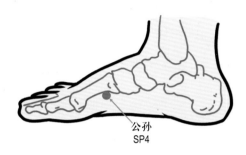

［穴位］公孙

［位置］足内侧缘，第1跖骨基底前下方凹陷处，当太白后1寸，展肌中。《灵枢·经脉》："去本节之后一寸"；《医学入门》："太白后一寸陷中"；《循经考穴编》："赤白肉际。"

［方法］直刺0.5～1寸。

公孙穴的穴名"公孙"是黄帝的姓，代表着这是最强的穴位，是腹胀、胸闷的超强舒缓大穴。此穴位于脚内侧缘，第一跖骨基底前下方凹陷处，大概是足弓的一半再往前一点。公孙穴用按压法就可以，按起来非常痛。此穴力量很强，如果遇到心脏痛的情况，如果只能用一个穴位时，我们就用公孙穴。

从图中可以看到，我们的第一脚掌骨近心端的前下方就是公孙穴。按压此穴，如果手上力量不够，最好可以使用拨筋棒用力按下去。有很多穴位可以舒缓胸闷痛，如公孙穴、昆仑穴。其中，针对普通胸闷痛，我们比较常用昆仑穴；心脏特别痛时，我们要用公孙穴；如果心脏痛到人都昏厥了，就得按人中了。

经络学有句口诀叫"公孙内关胃心胸"，表示按压公孙穴配合内关穴，可以解决胃心胸部位的病症，如胸闷、心脏痛、恶心、呕吐等，可谓作用面积广大的杀手锏。内关在手腕附近，是心包经的穴位，我们将在下文讲述。

阴陵泉穴

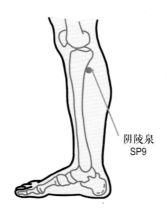

阴陵泉
SP9

［穴位］阴陵泉

［位置］小腿内侧，胫骨内侧髁后下方凹陷处。与阳陵泉相对，当胫骨内侧缘与腓肠肌之间，比目鱼肌起点部上方。《灵枢·本输》："辅骨之下，陷者之中也"；《针灸甲乙经》补充："在膝下内侧……"；《针方六集》："辅骨下一指"；《神应经》："屈膝取之，膝横纹头下是穴。与阳陵泉相对，稍高一寸。"

［方法］直刺 0.5 ～ 1.5 寸。可灸。

阴陵泉穴是祛湿的大穴。前文提到它和三阴交及地机可以配合使用。实际操作中，我们可以配合按压整条小腿的脾经所过之处，不必拘泥于某几个具体的穴位。按揉阴陵泉或整条脾经，自己徒手或用拨筋棒、经络梳都可以，哪怕你用右脚的脚后跟敲打自己的左腿脾经也很不错。就算没有脾经的问题，没有高血脂、高血糖、肥胖症，按按脾经做做保健对你也还是有很多好处的。常按脾经，令人气色好，身体强健。

阴陵泉是治疗水湿过重的大穴。当我们有小便频数或是尿失禁问题的时候，治疗上大多会选用阴陵泉。这里有一个针灸诀窍，知道的针灸师并不多，真传一句话，一句话就说破了——如果是治疗小便问题就必须用比较长的针深刺阴陵泉，因为以自然界的取象来说，水藏在比较深的地方，本穴名为阴陵泉（阴陵是指胫骨内踝的高高突起），顾名思义，既然是泉水就会在地下比较深的地方，所以我们要深刺。很多医师用常规的深度或浅刺时没什么效果，改为深刺时就发现——古人诚不我欺也。

顺带提一下，在阴陵泉下一寸有一个叫"眉棱骨点"的奇穴，当我们眼眶上眉毛下的眉棱骨疼痛时，针刺对侧的眉棱骨点就会立刻缓解。是不是很神奇？古人是如何发现针刺腿上的某个位置可以治高高在上的眉棱骨的疼痛的呢？我也不知道。中医暗含的这类智慧真是太多，总令我赞叹不已。

血海穴

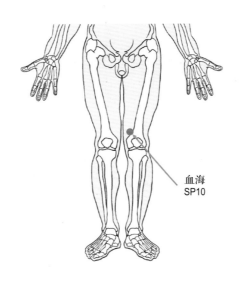

血海
SP10

［穴位］血海

［位置］大腿内侧，髌底内侧端上 2 寸，当股四头肌内侧头隆起处。《针灸甲乙经》："在膝膑上内廉白肉际二寸半"；《千金要方》："一作三寸"；《千金翼方》作"二寸"；《灵枢经脉翼》作"二寸中"；今皆从二寸，"半"字疑为"中"字之误。《针方六集》："一方以患人手按膝盖骨上，大指向内。余四指向外，大指尽处是穴。"即以对侧的手掌按其膝盖，手指向上，拇指偏向大腿内侧，当拇指端所止处。《循经考穴编》："以虎口按犊鼻骨，取中指点到是。"

［方法］直刺 0.5 ～ 1.5 寸。艾炷灸 3 ～ 5 壮，艾条灸 5 ～ 15 分钟。

血海穴是活血化瘀的大穴，对慢性胃痛也很有用。在董氏奇穴体系中又称血海穴为通胃穴。如果大家遇到急性胃痛，就用梁丘穴；但如果遇到慢性胃痛，则用血海穴。如果分辨不出是急性胃痛还是慢性胃痛，则同时按推或针刺这两个穴位。血海穴活血化瘀，所以它也能治皮肤病、皮肤过敏、皮肤发痒等跟血瘀有关的问题。血海只是活血化瘀，不能补血。如果想要补血，就得去拉大腿的筋，把腿筋拉开，人体造血能力就会增强。同时我们也需要注意补充造血的原料，中药里有个富含铁质、能帮助造血的药材，就是熟地黄，就是四物汤里那块黑黑的东西，味道还挺甜的。

血海穴也是我们用来治疗痛经的大穴。如果遇到痛经患者，我们可以按推或针刺血海、三阴交两穴，同时配合温敷骶椎部，治疗痛经的效果非常好。

在《外治法剑诀 27 式》里，我们分别讲了治胃痛和治痛经的 2 招剑诀。读者不妨配合相关篇章一起阅读。

大包穴

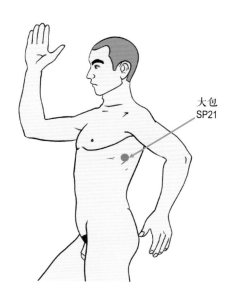

大包
SP21

[穴位] 大包

[位置] 在第六肋间隙，前锯肌中；有胸背动、静脉及第六肋间动、静脉；布有第六肋间神经，当胸长神经直系的末端。

大包穴是"脾之大络"，是连通脾经的经脉（主线）和络脉（次线）的穴位。

大包穴的主要功能是助消化、顺气。大包穴位于腋下且平第六肋间（乳头下两个肋间），这个位置不能硬按，得用揉，用双手掌在大包穴上按揉，动作看起来不雅，有点像在丰胸，但效果非常好。当你吃太饱、太胀、气不顺时，就揉大包，整个人会非常舒服。生气、烦闷、气胀欲绝时也揉大包，可以让人立刻平缓下来。大包穴助消化，我们吃饱饭就该揉大包。大包穴有顺气的作用，如果这个位置被拳头撞击，整个人的气就会乱掉。武术中有些招数就是攻击大包，对方先从上面攻击虚晃一招，你伸手格挡，肋下大包穴就暴露出来，对方紧接着迈步递招，另一只手或脚就往大包穴上一打，挨打者就当场昏厥了。学完大包穴的功用，我们不要去打别人，而应拿来顺自己的气、帮助自己消化。

★ 脾经的经络按推 ★

除了徒手按推经络外，我们还可以用经络梳这个工具梳全身经络。我们在《外治法剑诀27式》中以专门的篇章讲解了按推经络穴位的这套武器。经络梳的每个小头是圆的，不会划伤皮肤。当我们拿它梳体表的时候，会带动体表的气，如果集中精力按压一个穴位时，又能激发穴位功效。这个经络梳的作用还是挺大的。我建议大家常拿经络梳来梳脾经。脾经是我们统理气机的重要经络，这是一种不求人的保健方法。如果大家不知道穴位的定位，就梳一大片地方；当身体出现特别的痛点时，再在痛点上加强按推之力。我时常在车上放几把梳子，塞车时就拿来梳一梳。就脾经穴位而言，我们最容易梳的是大腿内侧面的脾经循行部位。补脾的最好方式就是由下往上梳，这样是顺着脾经的经气循行的方向，起到补脾作用，能助消化、祛湿、调理肠胃不适等。梳完后，人整个的精神头也能好起来。梳完脾经后，可以继续梳大腿正面外侧的胃经，但方向要变成从上往下，这也是顺着胃经循行方向做补法。脾胃乃后天之本，增强脾胃功能便是补后天之气。这是我个人经常做的一套保健动作。

手少阴心经

　　《黄帝内经》说："心者，君主之官。"这说明心是统理一切脏腑的存在。一般来说心脏本身不太容易生病，心脏的问题很多时候都是其他的脏腑间接造成的。这也就是中医常说的"心不受病"。心脏在人的一生中从不休息，时时刻刻都在跳动，所以心脏的温度会比较高，而一个高温的器官是不容易病变的。但毕竟身体是一个整体，其他部位的问题可能会造成心脏出问题。比如，身体瘀阻过多，心脏就得提高压力或者是增加跳动的速度，进而负荷过大导致出毛病。再如，心包积液过多时，心脏可能受到压力而扭曲，产生瓣膜闭锁不全等问题。所以，虽说"心不受病"，但心脏还是会因为其他脏腑的影响而产生病变。其他脏腑都有可能产生癌症，但我们从来没有听过心脏患癌的情况，这就是"心不受病"，表示心脏本身是不容易产生病变的。心是生命的力量所在，心脏问题被解决后，身体很多问题也能快速得到改善。

　　心脏和血液有最直接的关系。血液通过心脏不断收缩挤压而循行流布于我们全身，中医认为"心主血、脾统血、肝藏血"。"心主血"就是指心脏提供血液以循流全身。"脾统血"的生理意义，我们在本书前文脾经部分有所详述。"肝藏血"是指肝脏会在夜间收入大量血液，血液轮流进入肝脏以排毒，白天也有不少血液储藏在肝脏中，以供身体根据血液需求调用。

◆手少阴心经常用大穴一览

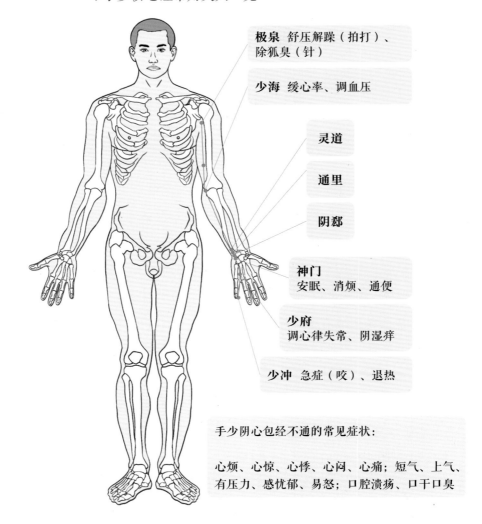

极泉 舒压解躁（拍打）、
除狐臭（针）

少海 缓心率、调血压

灵道

通里

阴郄

神门
安眠、消烦、通便

少府
调心律失常、阴湿痒

少冲 急症（咬）、退热

手少阴心包经不通的常见症状：

心烦、心惊、心悸、心闷、心痛；短气、上气、
有压力、感忧郁、易怒；口腔溃疡、口干口臭

　　心经"其华在面"说的是心的表现会呈现在脸色上。所以心脏出问题，脸就会发红。我们常注意到，高血压患者的脸就是红红的。

　　"心与小肠相表里"指心跟小肠是一对，心的热会移到小肠。在解剖学中，心和小肠的温度很接近。古中医书把小肠叫红肠，大肠又叫白肠，刚好分别对应红色的心和白色的肺。

　　心经是手的阴经。它从极泉穴、少海穴一路下来到手指上。我们要熟知每一条经络的循行方向，根据迎随补泻（"迎"是逆经，"随"是顺经）的原则加以运用。

极泉穴

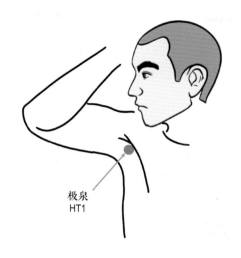

极泉
HT1

［穴位］极泉

［位置］在腋窝顶点，腋动脉搏动处。

［方法］避开腋动脉，直刺或斜刺 0.3 ～ 0.5 寸。

　　极泉穴位于腋下正中，我们可以通过拍打此穴来解除烦躁。拍打的时候，手臂必须举高，才能拍到里面的极泉。如果心情郁闷或是压力很大，我们都可以拍打极泉穴。虽然极泉是心经的穴位，但是它处理的却是因肝气不舒而导致的烦躁郁闷。这个治疗法出自《灵枢·邪客》，书中说："肺心有邪，其气留于两肘；肝有邪，其气流于两腋；脾有邪，其气留于两髀；肾有邪，其气留于两腘。"《内经》把这八个身体部位称之为"八虚"，分别对应着我们的五脏，所以心肺有邪气我们会处理肘窝，肝有邪我们会处理腋窝，脾有邪气我们会处理大腿部位，肾有邪气我们会处理两个腘窝。心脏本身有邪气我们一般要处理少海穴所在的肘窝，而心经第一穴的极泉穴反而是对治肝有邪气的问题。这两点是容易混淆的地方，所以在这里我着重强调一番。《内经》中说在"八虚"的位置上做拍打以去邪气的积聚，这就是民间流传的中医拍打治疗的理论基础所在。不过拍打治疗有被夸大宣传的迹象，甚至有人主张要把自己拍打到浑身瘀青并且尿血，这才是排毒治病。对此我们并不认可。

少海穴

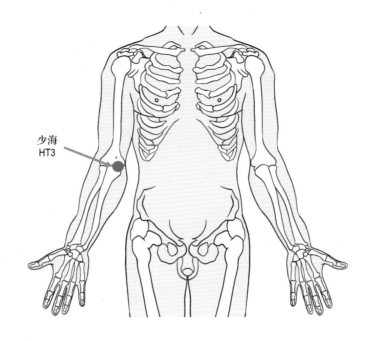

少海
HT3

[穴位] 少海

[位置] 屈肘，当肘横纹内侧端与肱骨内上髁连线的中点处。

[方法] 直刺 0.5 ～ 1 寸。

少海穴可以缓心律、调血压。但我在临床上用少海降血压，效果时好时坏。针对血压高的问题，经过临床实践，我们推荐的还是降压点，这在《外治法剑诀27 式》中有详细阐述，在此不赘述。我们平时可以略拍打这个穴位来增强心肺功能。

少海穴还能对治甲状腺肿。甲状腺肿的表现是脖子肿大，古代中医称之为"瘿瘤"，而少海穴正是一个用来治疗甲状腺肿的远取穴。

神门穴

神门
HT7

[穴位] 神门

[位置] 在腕部，腕掌侧横纹尺侧端，尺侧腕屈肌腱的桡侧凹陷处。

[方法] 直刺 0.3 ～ 0.5 寸。

　　神门穴位于腕横纹上靠小指侧端，能安眠、消烦、治心脏动悸。当我们睡不着的时候可以按按神门穴，心情会安定，烦闷也能少一些。极泉穴和神门穴都有除烦的作用。

　　此外，眼睛肿胀或者眼睛一带有痞块，我们可以针刺心包经的大陵、内关以及心经上的神门、通里。

少府穴

［穴位］少府

［位置］在手掌面，第 4、5 掌骨之间，握拳时，当小指尖处。

［方法］直刺 0.3 ～ 0.5 寸。

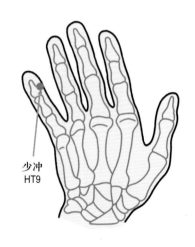

少府
HT8

少府穴位于手掌上无名指跟小指中间，用于治疗心律失常、阴部湿痒（阴部瘙痒）。男女阴部痒时，我们常用此穴。

少府是治疗心脏病的急救大穴。如遇有人心脏病发作，你可以用圆珠笔等硬物或自己的指关节用力按揉患者的双手少府。董氏奇穴中少府穴有两个位置，一个在手掌距掌指交会线下五分，另一个是在线下一寸，都叫手解穴，是止痛神速的穴位，各种疼痛都可以运用此穴。

少冲穴

［穴位］少冲

［位置］在小指末节桡侧，距指甲角 0.1 寸。

［方法］浅刺 0.1 寸或点刺出血。

少冲
HT9

少冲穴可退热、治急症。少冲穴位于小指头上。小指上有心经和小肠经。小指甲角的一端旁是心经的少冲穴，另一端旁则是小肠经的少泽穴（后面介绍小肠经时会讲）。

少冲这个穴不是用按的，而是用咬的。当我们心脏不舒服，又来不及脱鞋按公孙穴时，你可以直接用牙齿咬自己的小指头，也就是少冲穴，咬能刺激心经，缓和心痛。如果是自己心脏不舒服，可以如此自救；如果是别人心脏不舒服，我们就可以帮他按公孙穴或者咬他的少冲穴。但如果这个人已经昏过去了，我们就得用拳头去按他背后第五胸椎下的心俞了，一用力按，人就会醒过来。

急救的方法，学得越多越好，发生意外便能马上处理。像遇到有人心梗昏迷，你如果一无所知，只能在旁边干等着救护车过来，患者被送到医院后被脱掉衣服检查啥的，如果遇上医院空调又很冷，可能原本是"小心梗"也会变成"大心梗"。我讲一个我的同门黄国瑞医师遇到的案例：一位近七十岁的老先生心梗倒下，他们便冲过去帮他按推心俞，把他身体按暖，在嘴巴里喂一点点姜，再继续按，人就慢慢醒过来了。一周后，那位老先生已经好了，搭飞机回台湾了。同一个月，也有位四十几岁的年轻人心梗昏倒，想找黄医师帮忙急救（因为住得刚好很近），结果黄医师接到电话时正在外面接小孩放学，等赶到时，人已经被救护车载去医院了。后来他一直没有好起来，到现在已经过了好些年。其实医生还没有赶来的时候，家人可以先咬一下患者小指的少冲穴，这可以让心脏暂时得到舒缓，为患者争取一些时间。

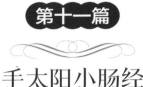

手太阳小肠经

小肠是阳腑之一，腑是中空的，属于阳经，由手走头，从手往上走到耳朵旁边。

手太阳小肠经在体内属于小肠之腑，在经气的循行上是和心经相连，于体表经过小指、上肢阳面的尺侧、肩骨至颜面部到耳前。

其治疗范围依其流注过的体表位置可分为两大部分：

1. 颜面、耳部、咽喉疾病。

2. 上肢阳面尺侧以及上背部、肩颈的感觉和运动障碍。

少泽穴

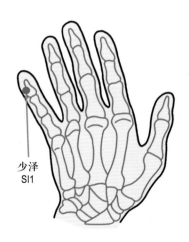

少泽
SI1

［穴位］少泽

［位置］在小指末节尺侧，距指甲角 0.1 寸。

［方法］浅刺 0.1 寸或点刺出血。

上一篇中，我们说过急救时要咬少冲穴。少冲穴的另一边就是少泽穴，所以咬就一起咬了。咬少冲和少泽两穴可以舒缓急性心痛，紧急时真的没时间扎针或按推，就咬患者的小指头，咬了之后心脏就会舒缓很多。但切记要以不咬出血为原则，不可太过。

后溪穴

[穴位] 后溪

[位置] 在手掌尺侧，微握拳，当小指本节（第 5 指掌关节）后的远侧掌横纹头赤白肉际。

[方法] 直刺 0.5 ～ 1 寸。

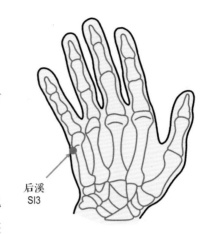

后溪
SI3

我们手握拳，小指侧那面皮肉凸出最高的地方就是后溪。这是一个很重要的穴位，可以调整督脉。大家腰背痛时，就可以按后溪，它能舒展肩部、颈部，还能明目。这就是后溪的三大好处：调理督脉、舒展肩颈、明目。现代上班族都坐着看一天电脑，导致腰酸背痛、肩颈痛。我们可以在下班时找一张桌子，一般桌子都会有直角边，把后溪放上去按压，感到酸痛感后继续按压一会儿，肩颈就能松开，眼睛也能明亮起来，而且还有点湿润感，腰痛也能得到改善。最好是当天痛，当天按压，不要拖到隔天。这个方法可以随时做，比如在老板开会骂人时。记得当天的不适要当天按压，如果已经痛了一两个月，那这个简单的按压可能效果就不明显了，只能花点时间去做扎针或全身的推拿。

说到明目，我们再重述一下《外治法剑诀 27 式》中讲到的头针重点。我们可以在按压后溪穴后再配合一套动作增强明目之功。我们可以拿经络梳来梳头的后面，尤其是在眼睛正对的脑后部，当你梳到某个程度时眼睛会泛着泪光，眼药水都不用滴，此时眼睛的紧张和酸涩会有很大的缓解。

相信有些细心的读者会发现，后溪穴调理督脉好像跟小肠经循行关系不大。我们前文说过，奇经八脉中的督脉和十二正经的连接是在后溪这个穴位，所以我们说"后溪通督脉"，而整个脊椎都是督脉循行的路径。所以后溪是对治腰背问题的大穴。

经络学心法 18 篇

养老穴

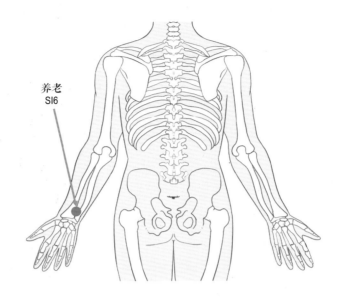

养老
SI6

［穴位］养老

［位置］在前臂背面尺侧，当尺骨小头近端桡侧凹缘中。

［方法］直刺或斜刺 0.5 ～ 0.8 寸。

养老穴名叫"养老"，就是说它是养老用的，可以对治老年人眼花、耳鸣、重听、高血压等问题。养老穴的定位比较复杂，在我们的手腕小指侧有颗凸起来的骨头，养老穴就在它内侧的缝里。养老穴平时被骨头盖住，手要转成掌心向胸的姿势，这个缝才会露出来。治老花眼，扎养老穴最好用。以前的老医师没事就会在自己这个穴位扎一针，或是做做按推。另外，养老穴还能对治"妈妈手"，妈妈的手做太多家务，经常手麻、手酸、手痛、手很难转动等。这时候就用一根针扎进养老一直透针到间使穴，拔针后，手就松开了。同样，手扭伤也能用此穴，我有个患者是牙医，他有次遭遇手扭伤，我就是帮他针刺养老穴治好的。

我们要在变老之前针刺或按推这个穴位，以防老、保健。我曾帮一位老太太扎养老穴，她竟然说她还不老，刚年过六十，这话也没错。现代人七十岁，人生才刚开始。曾有一位九十多岁的长辈问我爸近况如何，我说我爸老到走不动了，结果长辈认为我爸才七十几岁的"年轻人"怎么会走不动。想想也是，那位长辈九十几岁了，还天天去游泳。

当然养老穴也不一定是老人家才可以用，只要视物不明、白内障、近视眼等眼睛问题都可以使用养老穴。值得注意的是，我们治疗头面问题时，无论取哪个穴位，都可以考虑带上合谷穴，因为"面口合谷收"，针刺合谷穴可以把我们的经气投注在头面部，这样治疗眼睛的效果就会更好。同样的，年轻人有手腕部的问题也可以针刺养老穴。

支正穴

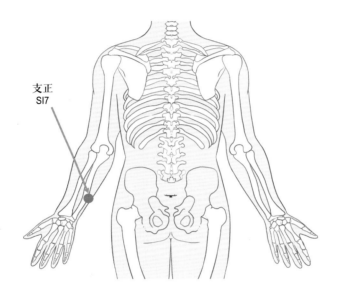

支正
SI7

[穴位] 支正

[位置] 在前臂背面尺侧，当阳谷与小海的连线上，腕背横纹上 5 寸。

[方法] 直刺或斜刺 0.5 ～ 0.8 寸。

支正穴可以祛痰结气滞，是一个祛痰的穴位。前面讲的胃经就有个丰隆穴是化痰的大穴，支正穴也可以化痰，这两个穴位可以并用，分布于手足。痰的产生主要还是由于饮食不当，而和我们消化有关的两个阳腑是胃和小肠。我们可以从这二腑中思考祛痰或改善消化功能的穴位。

支正穴还能对治皮肤生疣，皮肤之所以会生疣，很有可能是身体内有一些无形之痰。而支正穴的功能就是祛痰，可以从根源上解决皮肤生疣的问题。

经络学心法18篇

251

小海穴

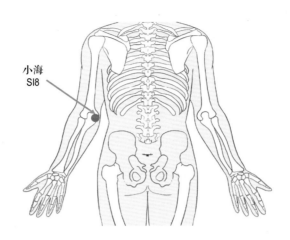

小海
SI8

［穴位］小海

［位置］在肘内侧，当尺骨鹰嘴与肱骨内上髁之间凹陷处。

［方法］直刺 0.3 ～ 0.5 寸。

小海穴可以强化消化功能，还可以消降心火。

天宗穴

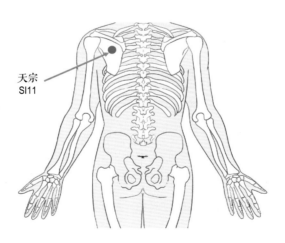

天宗
SI11

［穴位］天宗

［位置］在肩胛部，当冈下窝中央凹陷处，与第 4 胸椎相平。

［方法］直刺或斜刺 0.5 ～ 1 寸。

天宗穴位于肩胛骨正中间，是治疗肩部或手臂问题的要穴，包括肩痛、手臂痛等。按此穴力气宜轻，因为这里骨头上的肉很少，皮肤很薄，轻轻按就能按到穴位，太大力会痛不欲生。有次我去加拿大教学，讲完天宗穴的按推，说一般人大概按七到八下、重症十下、癌症十五下。大家抱着强烈的学习心回家就立刻实操。有一位先生在她太太身上练习，他只听了前半段按天宗穴，没听后半段要按多少下，结果一按就按了半个多小时，导致他太太整块区域瘀青肿胀，差点家庭失和。最近有一位老人家肩膀痛，我没有用针，只用手在他天宗穴上按，肩膀就松开了。注意按推天宗穴的方向是左右，效果最好。

天宗穴除了治疗肩痛不举之外，还能对治乳腺炎、乳痈等乳房问题。

听宫穴

[穴位] 听宫

[位置] 在面部，耳屏前，下颌骨髁状突的后方，张口时呈凹陷处。

[方法] 张口，直刺 1 ～ 1.5 寸。

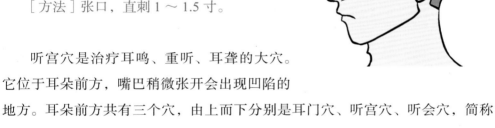

听宫穴是治疗耳鸣、重听、耳聋的大穴。它位于耳朵前方，嘴巴稍微张开会出现凹陷的地方。耳朵前方共有三个穴，由上而下分别是耳门穴、听宫穴、听会穴，简称"门宫会三穴"，都有治疗耳鸣、重听的作用。这三穴中，最常用听宫穴，如果用太多次听宫穴了，也可换其他两穴使用。

耳鸣有两种，一种是低音的，这种是肾的问题；一种是高音的，这种则是肝的问题。以前听到老师讲的时候我就在想，怎么分辨得出高音、低音来，我又听不到患者耳朵里的声音。然而，当我临证时，我问每个耳鸣的患者，他们都会很明确地说出是高音还是低音。还有耳朵中风的患者，他们听到的是机器运转的声音，这也算是一种耳鸣，只是跟肝肾无关，属于局部肌肉痉挛，治疗这种情况用翳风穴，按推或针刺此穴就能解决问题。

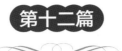

第十二篇

足太阳膀胱经

足太阳膀胱经在体内属阳腑膀胱，经气下接肾经。体表的循行走内眼角，经额部、头顶、头枕骨部，直下于躯干后面的背部。并且在脊柱左右分出膀胱经第一线，膀胱经第二线，再往下行经下肢后侧，来到足部第 5 趾外侧。

◆足太阳膀胱经常用大穴一览

睛明
治近视及眼睛酸痛

大杼
骨会穴，长高要穴
（另一个为身柱）

足太阳膀胱经不调的常见症状：

恶风怕冷、颈项不舒、腰背肌肉胀痛，腰膝酸软、静脉曲张、尿频尿多；尿黄、前列腺肥大

委中 治腰痛要穴，腰背委中求
放血可排毒

承山 治腰腿疼痛，痔疮

飞扬 治慢性腰背痛，足无力

昆仑 治腰痛、胸口闷痛，通便

金门 治急性头痛及腰扭伤

至阴 艾灸此穴可以转胎位

申脉
利腰腿
清头目
治胯骨两旁之腰痛

足太阳膀胱经可以治疗三大类症状：

1. 根据其流注可知，该经主要治疗眼睛、头枕部、背肌、腰部疾病、坐骨神经痛、下肢屈肌之感觉或运动障碍。

2. 根据本身所属之膀胱，可知本经能够治疗泌尿、生殖系统疾病，如尿频、尿多、尿黄、前列腺肥大等问题。

3. 膀胱经对治的常见症状：怕冷、项强、肌肉胀痛、腰膝酸冷。而这些都是感冒的症状，因为膀胱经是身体的第一道防线，邪气一开始就是侵入膀胱经。

此外，膀胱经还能对治静脉曲张。

★ 调治身体的王牌——背俞穴 ★

背后面的经络是调理整个身体的王牌，因为全身脏腑的开关都在这里。比如第五胸椎棘突下旁开 1.5 寸的心俞穴，按压心的俞穴会痛，代表心脏有问题。但不要一按到心俞会痛就大惊小怪，如果是普通的痛是没关系的。什么叫普通的痛呢？比如用手肘去按患者会痛，当我改成手指按压的话就没那么痛，若改成拇指按压就没什么痛感，这就叫普通的痛。但如果用拇指按都觉得很痛的话，那就要注意了。有些人的第四胸椎不痛，第六胸椎不痛，就只有第五胸椎很痛，按心俞这个地方就很痛，那他心脏可能早就存在很大问题了。我们通常会通过按压心俞判断心脏有没有问题。

"一是大杼二风门，三是肺俞四厥阴，心五督六膈俞七，肝胆脾胃三焦肾，气大关小旁中白"。这首歌诀告诉我们从第三胸椎棘突下旁边 1.5 寸开始是肺俞，第五胸椎棘突下旁边 1.5 寸是心俞，直线下来，接着是肝俞、胆俞、脾俞、胃俞、肾俞、大肠俞、膀胱俞等排列下来，一条脊椎附近区域代表了所有脏腑。这些穴位最好都背下来，因为当你知道哪个穴位压痛厉害时，就能大致了解身上哪个脏腑出现问题。当我们不知道身体哪里出问题，就把全部背俞穴都按一遍，我们不妨美其名曰"背诊"，当作是四诊之中的"切诊"。一说到切诊大家第一个想到的就是脉诊，其实切诊的意思是接触身体以作为诊断之用，所以背诊也是一种切诊。按压背俞穴，不但是一种诊断方式，更是一种治疗方式。比如按到第九胸椎旁会痛，就去经常按推它，一直推到最后不痛为止。第九胸椎旁是肝俞，肝的问题可以在这里调治。

除了按推，还有一种方法叫大灸法。它是在整个背上放满艾，艾灸整个背部。一般做完这种艾灸，人会感觉口干舌燥。大灸的好处是能让全身脏腑热起来，但坏处是烟雾缭绕，操作不便。所以我们改良了此法，改用热敷垫，效果也还可以，主要是操作简单。如果因为艾灸而口干舌燥，结束后也可以在足三里处扎一针，引火下行，或者是喝一杯沙参麦冬茶。在问止中医诊所，我们每天熬制沙参麦冬茶给来诊的患者。

膀胱经一共有 67 个穴位，是十二正经中穴位最多的经脉。该经从面部走到脚趾，循行面积也是十二正经中最大的。背部的膀胱经是我们身体调治的王牌。若你能把它的穴位都背下来，又能找到它们的位置，你就能帮别人做诊断。比如，对方的第十二胸椎棘突旁 1.5 寸会痛，这是胃俞穴，知道的话你就能告诉患者他的胃有问题，对方会觉得你很厉害。

中医里这样通过身体不起眼的细枝末节诊断患者病情的方式还有很多，往往还比较精准。再举一例，当你跟男性患者握手时，你发现他的手跟砂纸一样粗糙，而他没有做工，也没务农，天天坐在办公室，手还这么粗糙，那他就可能有前列腺肥大症。

膀胱经上靠近骶椎的背俞穴可以治疗泌尿方面的问题，尤其是膀胱俞，对治小便不利或前列腺肥大很有效。说到前列腺的问题，我就想到自己学医过程中的一个故事：我在中医院校未毕业时，出去义诊，有一次有位患者说我是天才，因为我给他把脉，把他身体的问题都说出来，且全都说对了。我问他："胃口是不是很好？""对。""大便稀软？""对。""眼睛不舒服，睡得不好？""对。""晚上会起来上厕所？""对。"这些都是把脉把出来的，说穿了也不是很难的诊断技法，但是我接着说："你是不是有前列腺的问题？""对！"那位患者肃然起敬，对我能看出他这点"隐疾"感到非常惊讶，他跟别人说我脉诊很神。后来其他同学就来问我前列腺的脉要怎么把，我忍不住笑称这是意外。我能判断出来是因为跟患者握手时，发现他的手很粗糙，而这位先生不是做粗工的人，但他的手掌和手指交接处皮肤却非常粗糙，因此我得出他前列腺有问题的结论。这和脉诊一点关系都没有，结果唬住了人家。

睛明穴

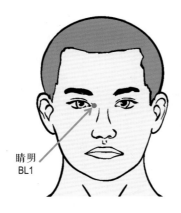

睛明
BL1

［穴位］睛明

［位置］在面部，目内眦角稍上方凹陷处。

［方法］嘱患者闭目，医者左手轻推眼球向外侧固定，左手缓慢进针，紧靠眶缘直刺0.5～1寸。不捻转，不提插（或只轻微地捻转和提插）。出针后按压针孔片刻，以防出血。本穴禁灸。

睛明穴是膀胱经的第一穴，位于内眼角旁边，主治眼睛酸痛、视力减退。我的老师倪海厦先生常帮人扎睛明穴，用一根一寸针，老师下针，最后由同学取针。取针的时候要特别小心，要顺着直线取出来，因为当一根针直进直出，伤口就只有一个很小的点，但若出针时角度偏了，就会划出一道条状伤口，割破周围的毛细血管，最后就会有一块淤青在眼睛周围。有位同门取针时就偏了，另外一位被扎的同门的眼眶旁出现一圈黑眼圈，看起来像熊猫一样，过了两个星期之后才完全消失。

说到眼睛，有几个穴位可以帮忙改善视力问题，包括睛明穴、小肠经上的养老穴和胆经上的光明穴。

我们可以用按压穴位的方式来改善眼睛问题。有近视的人都可以在眼眶上按一按，沿着眼睛周围的这一圈眼眶的骨头上，用手指按着左右动一动，再移动到下一个点。如果会觉得很痛的话，说明眼睛有问题。如果按了大半圈都不痛，却在某一点突然痛感强烈，我们就在这点上多按几次。常常去按压，可以改善近视或老花眼。很多老医师没事都会按按眼眶四周做保养。

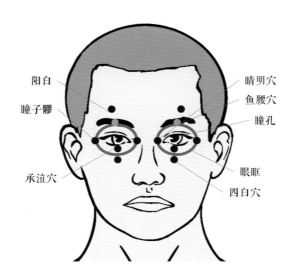

飞蚊症也可以用睛明穴对治，但只用睛明穴不够，一般还会加上养老穴和光明穴。此外，还可以用经络梳来"梳头"，在眼睛对应的位置也就是头的正后方梳，我们一边梳一边找痛点，痛的地方天天梳，从痛梳到不痛，飞蚊症就好了。很多人觉得要针刺才能治疗这些病症，其实不一定，外治法一样有效。我们在《外治法剑诀27式》里详细讲述了这套做法的原理，大家可以翻阅参考。

说起使用经络梳"梳头"，我再讲一个实用的技能。梳头除了治眼睛问题，还能治精神病、神志不清、抑郁症之类的问题。比如老人家手会抖，我们可以用梳子在头上找痛点梳，一开始会觉得很痛，梳久了痛点也就松开了，手抖的问题也随之缓解。曾经我治疗过一位自闭症的小朋友，他的头很软（健康人的头很硬），我教给他父母每天帮小朋友用经络梳梳头，大概过了半年，他父母跟我说孩子好像整个人清醒过来，能好好读书了，本来肥肥胖胖的头也变小了。健康的人头要硬，所以我常开玩笑说丈母娘选女婿都要先敲敲他的头，头硬就允许女儿跟他继续交往，头软就不准交往，因为这家伙身体不好，会多病且早死。

用经络梳梳头，我一般是先往前梳，前面梳完再往后梳。梳的时候不要只是滑过去，关键是刺激穴位和痛点，所以要慢慢一段一段地梳。

不同的病症问题在头上都会有不同的对应位置，普通人不需要背穴位，只需要梳整个头就行了。记住要点是哪里痛就重点梳哪里。

大杼穴

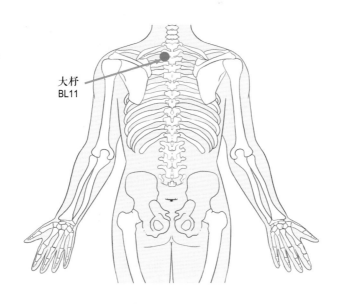

大杼
BL11

［穴位］大杼

［位置］在背部，当第 1 胸椎棘突下，旁开 1.5 寸。

［方法］斜刺 0.5 ～ 0.8 寸。

大杼穴位于第一胸椎下旁边 1.5 寸。经络学中的"八会穴"有"骨会大杼"的说法，所以，如果我们能够在大杼穴上做补法，就会让骨头的状态变得更好，更硬朗。老人家常常灸大杼穴的话会让骨骼变得强健，而发育中的青少年如果常灸大杼则会让骨骼发育更快，长得更高大。前文讲督脉的身柱穴时讲过，大杼和身柱都是长高要穴。我们人身上左右有两个大杼穴，加上中间的身柱穴，形成一个三角形，在这个三角形的地方灸，青春期的孩子就会长得很高。

身柱穴还有一个很重要的功能，就是理气。如果人摔倒后气机混乱，脉搏紊乱、情绪不稳定、呼吸短促，我们就可以判定其是脏气混乱，这时候针刺大杼穴、身柱穴，患者的气机就会被理顺，患者就会平静下来。

身柱穴

[穴位] 身柱

[位置] 在背部，当后正中线上，第3胸椎棘突下凹陷中。

[方法] 斜刺 0.5 ～ 1 寸；可灸。

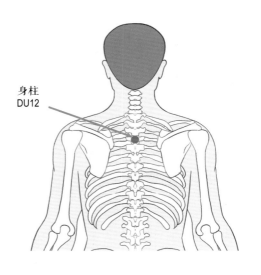

身柱
DU12

八会穴

中医经络学中有"八会穴"，这是指分别对脏、腑、气、血、筋、脉、骨、髓各有相关调节作用的八个重要穴位。《难经·四十五难》中说道："府会太仓，藏会季胁，筋会阳陵泉，髓会绝骨，血会膈俞，骨会大杼，脉会太渊，气会三焦，外一筋直两乳内也。——热病在内者，取其会之气穴也。"这依现代标准定位名称来说，就是"脏会章门，腑会中脘，气会膻中，血会膈俞，筋会阳陵泉，脉会太渊，骨会大杼，髓会绝骨"。

委中穴

[穴位] 委中

[位置] 在腘横纹中点，当股二头肌腱与半腱肌肌腱的中间。

[方法] 直刺 1 ～ 1.5 寸，或用三棱针点刺腘静脉出血。

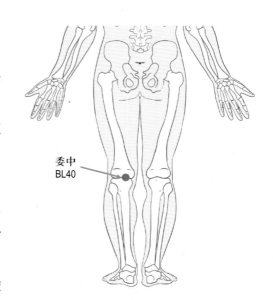

委中
BL40

委中穴位于膝盖后面横纹的中点。所谓"腰背委中求"，是指委中穴乃治腰背痛的要穴。如果大家遭遇腰痛，就趴下来，请人帮忙按压委中穴，酸痛感可能比较明显，但按完后你会感觉疼痛的腰部舒缓下来。按完委中穴后，我们还可以在委中的附近继续寻找压痛点（不是穴位，就是个反应点），再把压痛点按开，效果会更好。这一招对治急性腰扭伤十分有用。

在委中穴放血有排毒的功效，它也是最常用于放血的穴位。以前的人被蛇咬到中毒，那个年代没有血清，就赶快拿把刀在委中的位置切一刀，放出里面的黑血，中毒较轻时能完全好，中毒较重时也能赢得继续寻找草药的时间。除此之外，委中还能治疗身上其他有毒的地方，比如有皮肤毒或血液毒，委中的位置就会浮出一根黑色的血管，刺破血管把黑血放出来，身上的毒很快就会好。我的老师倪海厦先生治疗艾滋病患者，就用委中放血，放完血之后，患者身上艾滋病的表征卡波西氏肉瘤（Kaposi's sarcoma）就开始消掉，过两天左右瘤就会不见。这就是委中作为排毒大穴的运用实例。

委中放血有时是很"壮观"的一件事。有一次我们同门师兄在学校实习的时候给人家放血治牛皮癣，老师和同学进来一看，吓得差点昏倒。他放血放得整个地板都是，跟凶杀案现场一样刺激，他在地上铺了很大的一个垃圾袋，上面又铺上一层报纸，垃圾袋和报纸上都是血，可以说放得蔚为壮观。效果也是好得很，放血之后这位患者的牛皮癣就开始消退。师兄说，是患者自己要求多放一些血，结果事后看到满地是血，患者自己也吓一跳。

承山穴

［穴位］承山

［位置］在小腿后面正中，委中与昆仑之间，当伸直小腿或足跟上提时腓肠肌肌腹下出现尖角凹陷处。

［方法］直刺 1 ～ 2 寸。

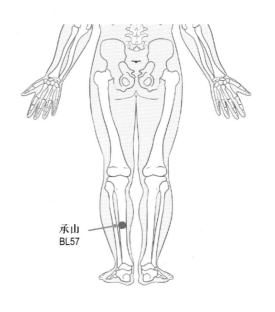

承山
BL57

承山穴在小腿肚的正中间，可以治疗脚抽筋、腰痛、痔疮。

我们有两招对治脚抽筋。一招是把双手立刻举起来，另外一招是按承山穴，这两招都可以缓解脚抽筋。承山，顾名思义，意为承受身体这座山。身体最大的支柱是脊椎，如果脊椎撑不住了，我们就刺激承山。比如开车开得很累、很想睡，这时就可以戳一下承山穴，精神就来了。刺激承山可以让我们更有精神，承受住身体这座山。但这招短时间内提提神可以使用，但一直戳、戳久了也就没效了，身体还是需要休息的。承山还有对治痔疮的功能，可以说是治痔疮大穴，如果遇到痔疮，我们会在承山、百会和孔最各扎一针，效果很好。

《黄帝内经》里说"肝主筋"，肝急的时候就会抽筋，这时候赶快喝一杯糖水，筋就会缓和下来。经常性痉挛的人，每天晚上都抽筋，一直不会好，我就会叫他睡前一杯黑糖水，甜美好喝，喝下去就不抽筋了。若是有糖尿病，偶尔喝一点糖水也不会怎样。不过糖尿病患者比较少抽筋，因为"木克土"。如果糖尿病患者还总是抽筋，也不想一直喝糖水，那就得多按承山穴了。

飞扬穴

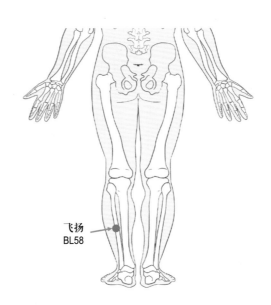

飞扬
BL58

［穴位］飞扬

［位置］在小腿后面，外踝后，昆仑直上7寸，承山穴外下方1寸处。

［方法］直刺1～1.5寸。

飞扬穴位于承山穴下一寸而略往外处，可以治疗慢性腰背痛、脚无力，只要刺激一下此穴，脚仿佛可以飞起来，所以命名为飞扬。

针对长期腰背痛的患者，我们可以按压他小腿膀胱经所经过之处，左腰痛就按他的右腿，右腰痛就按他的左腿，腰中间痛就两腿都按。

飞扬穴有一个功能很特别，那就是对治鼻塞、鼻流清涕这些与鼻子相关的问题。我们对治鼻流清涕时，经常配合飞扬穴和太溪穴同时使用，非常有效。因为太溪穴是肾经的原穴，肾主水，可以帮助调节水液的平衡。而对治鼻塞则把飞扬穴和膀胱经的通天穴合用，通天穴是比较接近鼻子的近取穴，二穴合用，堵塞的鼻子很快可以疏通开。

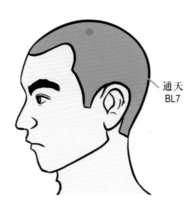

[穴位] 通天

[位置] 在头部，当前发际正中直上 4 寸，旁开 1.5 寸。

[方法] 平刺 0.3 ～ 0.5 寸。

昆仑穴

[穴位] 昆仑

[位置] 在足部外踝后方，当外踝尖与跟腱之间的凹陷处。

[方法] 直刺 0.5 ～ 0.8 寸。

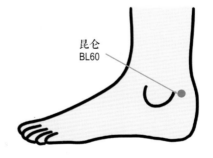

昆仑穴能治胸口闷、腰痛，又通便。我们在前文详细讲过使用昆仑穴治疗胸口闷的问题。膀胱经上委中穴以下的穴位都和腰痛有很大的关系，所以治疗腰痛的时候我们往往会在膀胱经小腿部位找痛点治疗。治疗腰痛的穴位很多，也有一些不是十二正经上的穴位，但效果也不错。以下是治疗腰痛的穴位总结。这是我们用中医经络学和外治法治腰痛的临证精华，王牌中的王牌。

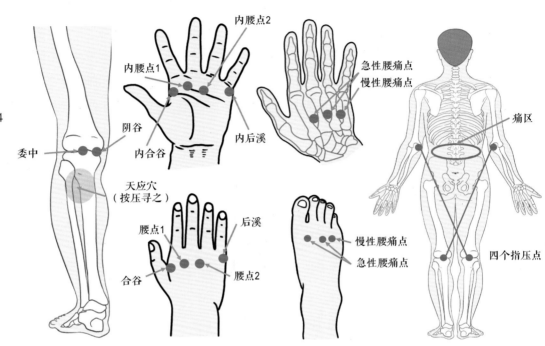

金门穴

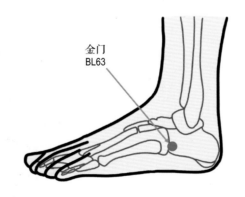

［穴位］金门

［位置］在足外侧部，当外踝前缘直下，骰骨下缘处。

［方法］直刺 0.3 ～ 0.5 寸。

金门穴可以治疗急性头痛、急性腰扭伤。此穴位于脚踝外侧骨头下缘。我们前面已经讲过了治疗头痛和腰痛的穴位，之前讲的头痛穴比金门穴好用，腰痛从小腿找痛点很管用。临床上疗效就是第一评判标准。找痛点按压的方法简单好用、好学、效果好，患者就是"老师"，他最清楚自己哪里痛，再反馈给医生，医生按压痛点即可。

金门穴是膀胱经的郄穴，而郄穴基本都是止痛、消炎的穴道。膀胱经本身是气血充足且循行范围大的大经脉，所以用金门穴止痛、消炎、镇痛的效果很好。

至阴穴

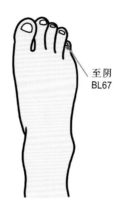

至阴
BL67

［穴位］至阴

［位置］在足小趾末节外侧，距趾甲角 0.1 寸。

［方法］浅刺 0.1 寸。胎位不正用灸法。

至阴穴位于小趾甲旁，灸此穴可转胎位。古时候孕妇胎位不正，生不出来，又没办法剖腹产，就用艾条灸至阴穴。我同门的太太，生产时也是胎位不正，正准备去剖腹，她先生就赶紧帮她灸至阴穴，一灸胎位就转过来了。古代人都知道这个知识点，因为他们只能自然产，没有别的办法，如果不掌握这个方法，一不小心就可能难产而死。

至阴也可以用来治经痛，但不能用太粗的针，毕竟脚上小趾旁边这个位置痛感会很强。现代针具之中非常细的针，用来针刺手指或脚趾都还可以。

下卷

经络学心法 18 篇

肾俞穴

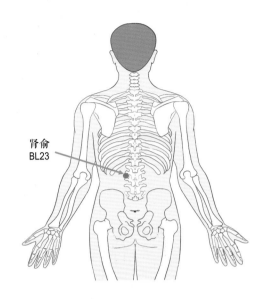

肾俞
BL23

[穴位] 肾俞

[位置] 在腰部，当第 2 腰椎棘突下，旁开 1.5 寸。

[方法] 直刺 0.5 ～ 1 寸。

在前文讲任脉和督脉时，我们对肾俞穴有所提及。常灸两个肾俞穴和中间的命门穴，能强身健体，防病抗老。

灸法可以让身体热起来，人越热，阳气越旺，老得越慢，越不容易生病。

我们有很多补肾的穴位，但肾俞穴可以说是其中力量最强的。也有些医生不赞成年轻人通过灸肾俞穴来补肾，因为在这个穴位做补法，有可能会导致年轻人的性欲太过高涨，这反而不是一个好的养生之道。

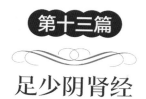

足少阴肾经

　　足少阴肾经在体内属肾脏，经气上与膀胱经连接，下接心包经。在体表从脚底一路上行，循行于下肢内侧和躯干前面的胸腹部，抵达锁骨下缘。

　　足少阴肾经的主治症状：

　　1. 根据其循行流注，可治疗脚底、下肢内侧的感觉、运动障碍。

　　2. 依其脏腑所属，可治疗泌尿生殖系统、内分泌系统、妇科疾病。

　　传统中医对肾的说明如下："肾藏精，主生殖，发育，主滋养和温煦各脏腑组织，主水，主纳气，主骨，生髓，充脑，其华在发。开窍于耳，司二阴，与膀胱相表里。"

◆足少阴肾经常用大穴一览

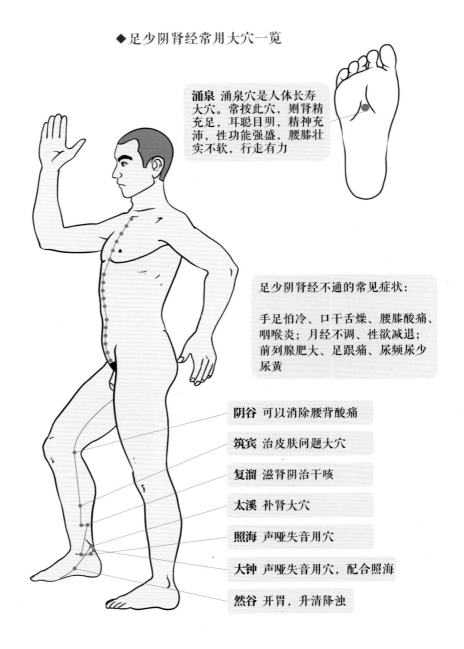

涌泉 涌泉穴是人体长寿大穴。常按此穴，则肾精充足，耳聪目明，精神充沛，性功能强盛，腰膝壮实不软，行走有力

足少阴肾经不通的常见症状：

手足怕冷、口干舌燥、腰膝酸痛、咽喉炎；月经不调、性欲减退；前列腺肥大、足跟痛、尿频尿少尿黄

阴谷 可以消除腰背酸痛

筑宾 治皮肤问题大穴

复溜 滋肾阴治干咳

太溪 补肾大穴

照海 声哑失音用穴

大钟 声哑失音用穴，配合照海

然谷 开胃，升清降浊

　　中医经常说某人肾气虚、肾气不好，搞得很多人都以为中国人的肾都很差。其实这里说的肾不只是指排尿的器官，还包括了内分泌系统。所以，中医说的肾气虚，讲的是内分泌虚衰。现代医学研究发现，肾脏上面的确有一个内分泌腺体

叫肾上腺。当我们说一个人肾气虚，即内分泌衰弱时，意味着这个人开始老化。"女子七七天癸绝"，也就是四十九岁左右的女性开始进入更年期；"男子七八天癸绝"，这说明了男生也有更年期，但比女生晚一点，在五十六岁左右，所以男生老得比女生慢。肾气越虚衰，内分泌越差，人老得越快。我们防老就是要减缓这个过程，让身体慢慢地老下去。

以下来分别说明肾的相关生理表现：

- "肾主纳气"，如果大家在呼吸的时候，感觉吸气吸不进来、沉不下去，这并不是肺的问题，而是肾不好。吸气不顺畅则问题在肾；呼气不顺畅才和肺有关。

- "主骨"，当内分泌虚衰时，人就可能会患骨质疏松症。很多妇女到了更年期时会被骨质疏松症所困扰，主要就是因为肾气虚衰，也就是内分泌的质和量都在下降。

- "生髓"，人老了，肾气虚衰后，督脉之气就无法像年轻时那么充盈，这时整个脊柱就会没有力气，所以不少老人会驼背。

- "充脑"，人越老，记忆力越差，脑袋越不灵光。

- "开窍于耳"，肾不好，听力也会变差，所以老人家经常听不清楚。小朋友对高分贝的声音敏感度很高，同样大的声音，老人家可能听不清楚，小朋友却听得清晰。随着年龄的增高，我们对于声音的感知范围也会越来越小。

- "司二阴"，肾主二便，肾气不佳时，大便差、小便功能也不行。老人家往往有便秘的困扰，同时也有小便不利的问题，这其中的症结就在于肾气虚衰，内分泌功能和质量都大不如前。

因此，我们常讲，先天（肾）之气和后天（脾胃）之气都很重要。如果没有了脾胃之气，人很快就会死掉；如果先天肾气不足，人不会马上死，但会老得很难看，活得很惨。为了避免这种惨状，我们可以用灸法来增强肾气，避免太早进入衰老期。

涌泉穴

［穴位］涌泉

［位置］足底部，卷足时足前部凹陷处。约当足底第 2～3 趾趾缝纹头端与足跟后端连线的前 1/3 折点处。《灵枢·本输》："足心也"；《针灸甲乙经》："在足心陷者中，屈足卷指宛中"；《针灸玉龙经》："在脚底心，转足三缝中；又以二指至足跟尽处折中是穴"；《针方六集》："卷足第三缝中，与大指本节平等。"

［方法］直刺 0.3～0.5 寸，如欲升压则以强刺激、久留针、持续或间歇运针为宜。禁直接灸，艾条温灸 10～15 分钟。常用药物敷贴法。

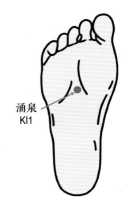

涌泉
KI1

肾是阴脏，所以足少阴肾经是阴经，从脚走到胸。足少阴肾经的第一个穴位涌泉穴便在脚底。有句俗语："受人滴水之恩，当涌泉相报。"经常灸此穴，生命的甘泉会源源不断地涌出来，滋润着我们日渐枯萎的身心。它是长寿大穴，按之可肾精充足、精神充沛、性功能强盛、腰膝壮实不软、行走有力。涌泉穴也是一个急救大穴，当我们看到有人昏倒时，我们会先按压人中穴，接着"十宣"放血，如果这个时候人还没醒过来就要针刺涌泉穴。涌泉穴的痛感非常强，代表这个穴的气感特别大，若针刺此穴患者还未清醒，那问题就十分严重了。如果一个人撞到头部，且撞到了百会附近造成头痛，也可以针刺涌泉穴，有缓解这种头痛的作用，这又是中医"上病下治"的例子——扎人体最底端的穴以治疗人体最顶端的痛。涌泉穴虽然好用，但一般诊所没事最好不要轻易针刺涌泉穴，因为其痛感太大，会吓跑患者。

涌泉的位置不难找。先把脚底（脚趾不算）分成三等份，上三分之一和下三分之二的交界中点就是此穴，也位于脚底人字纹的中心点。

针刺涌泉，仿佛会引发一股生命之泉不断地涌出，会让人的精神变得越来越好。曾有"养生大师"宣传天天用板子打自己脚底，可以提神又强肾。虽然很痛，但很多人为了青春也忍得住。其实很多"养生大师"就是把一个简单的中医知识点过度包装并神秘化了。如果你知道了原理就是刺激涌泉穴，则并不需要打脚底板，经常跑跑跳跳也能刺激到涌泉穴了。生命在于运动，便是此理。

然谷穴

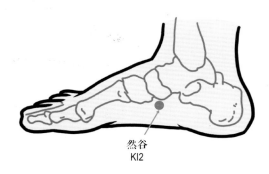

然谷
KI2

[穴位] 然谷

[位置] 足内侧缘，舟骨粗隆下方赤白肉际处，当公孙后1寸。《灵枢·本输》："然骨之下者也"；《针灸甲乙经》："在足内踝前起大骨下陷者中"；《千金要方》："在内踝前直下一寸"；《循经考穴编》："去照海一寸，赤白肉际，与外侧京骨相对"；《针灸集成》："在公孙后一寸"。

[方法] 直刺0.5～1寸，热证可刺出血。艾炷灸3～5壮，艾条温灸10～15分钟。

然谷穴可以开胃、升清降浊。可能有人会以为开胃后会越吃越多，会变胖。但然谷其实是"燃烧水谷"（水谷就是吃进去的东西）的穴位，刺激它会帮助"燃烧"掉吃下去的东西，所以它反而是一个减肥穴。应用然谷穴减肥时，我们一般会配合胃经上的内庭穴一起使用，效果会更好。

然谷穴也是一个治疗高血糖的要穴，针刺此穴可以燃烧血液中的血糖，加速细胞对血糖的消耗。

然谷穴还能对治脑震荡。脑震荡的患者在然谷穴的位置会有一块青筋浮现，患者会头晕、恶心、想吐。我们会在患者然谷穴上放血，血出来之后患者就会轻松很多。

经络学心法18篇

271

大钟穴

[穴位] 大钟

[位置] 足内侧部，内踝后下方，跟腱附着部内侧前方凹陷处，当太溪后下 5 分。《灵枢·经脉》："当踝后绕跟，别走太阳"。《针灸甲乙经》："在足跟后冲（踵）中"；《素问·刺腰痛论》王冰注："在足跟后冲中动脉"；《医学入门》："太溪下五分"；《针灸集成》："在照海后一寸半"。

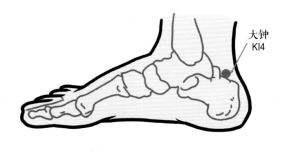

大钟
KI4

[方法] 直刺 0.3 ～ 0.5 寸。艾炷灸 3 ～ 5 壮，艾条温灸 10 ～ 15 分钟。

　　大钟穴是治疗声哑失音的要穴，可以让我们的声音变得像钟一样响亮，可以配合按压足内踝下缘的照海穴。以前唱戏的人吊嗓子，声音上不去，他们就会在这两个穴位上扎针或按推，没多久声音就会回来。

　　大钟穴是足少阴肾经的络穴，可以交通膀胱经。络穴既可以用于虚证又能用于实证，只要我们根据补法或泻法做适当调整即可。肾经的实证是小便不利，这时候我们用逆经的方式从穴的上方刺到大钟穴做泻法；而肾经的虚证是腰背酸痛，我们可以顺经针刺大钟穴，从大钟穴的下方往上刺。

太溪穴、复溜穴

[穴位] 太溪

[位置] 足内侧部，内踝后方，内踝尖与跟腱之间凹陷处。《灵枢·本输》："内踝之后，跟骨之上，陷者中也。"《医学入门》："内踝后五分"；《循经考穴编》："踝骨尖平"。

[方法] 直刺 0.5 ～ 1 寸。艾炷灸 3 ～ 5 壮，艾条温灸 10 ～ 15 分钟。

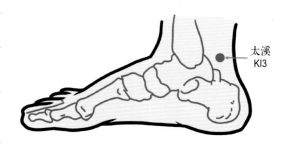

太溪
KI3

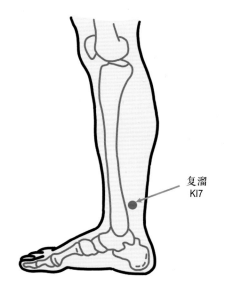

复溜
KI7

［穴位］复溜

［位置］小腿内侧面，太溪直上 2 寸，跟腱前方凹陷处。《灵枢·本输》："上内踝二寸，动而不休"；《神应经》："与太溪相直"；《针灸集成》："在交信后五分，与交信平排。"

［方法］直刺 0.3 ～ 1 寸。艾炷灸 3 ～ 5 壮，艾条温灸 10 ～ 15 分钟。

太溪穴位于足内踝和跟腱之间，太溪穴往上两寸就是复溜穴。太溪是补肾大穴，用补法按推就必须往复溜方向推。

大家应该都听过肾气丸、六味地黄丸、八味地黄丸这类的中药吧。肾气丸（或地黄丸）系列很适合我们日常服用，用于防老、抗老。我二十八岁那年，忽然觉得自己老了很多，我吓了一大跳，于是开始猛吞肾气丸，也不知道有没有效，但就这样懵懵懂懂一直吞到现在五十几岁。快五十岁那年，我参加同学会，同学们看到我，都纷纷感叹我看上去还是那么年轻。我想应该就是肾气丸帮助了我。肾气丸是延缓衰老的良药，但唯一的缺点是要钱，天下没有免费的肾气丸，我自己开诊所也要花钱买。如果没钱又想延缓衰老，就可以按压肾经上的太溪和复溜两穴，这就像免费的肾气丸。由于肾经是从下往上走，所以补法按推就要从下往上推，从太溪往复溜方向推。

我们在前文讲过肾石点的故事，太溪和复溜之间有一个奇穴叫肾石点，这个点有诊断肾结石的作用，也有快速止肾结石之痛的作用。

当大家遇到因水肿导致小便不利、肚子肿胀如鼓的时候，可以在复溜穴上面下一针，水肿、小便不利的问题会立刻得到缓解。

此外，复溜加合谷是一对重要的穴位组，这两个穴位合用可以控制排汗。当我们无汗的时候可以补合谷、泻复溜；多汗时则相反，可以泻合谷、补复溜。在无汗的时候我们经常会用麻黄这味中药来发汗，而我们补合谷、泻复溜的功能可以等同于麻黄的发汗功效。所以当我们身边无药可用时，就可以利用这个穴位组合来调节身体的出汗情况。中医里有很多药可以对应一些穴位组合，这样在无药时就可以通过穴位达到同样的治病效果。这是中医厉害的地方！

筑宾穴

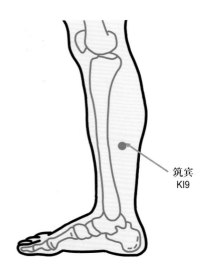

筑宾
KI9

［穴位］筑宾

［位置］小腿内侧面，内踝尖上 5 寸，太溪与阴谷的连线上，当腓肠肌肌腹内下方凹陷处。《针灸甲乙经》："在足内踝上腨分中"；《圣济总录》："内踝上五寸"；《针方六集》作："在足内踝上六寸分中"。

［方法］直刺 0.5～1.5 寸。艾炷灸 3～5 壮，艾条温灸 10～15 分钟。

筑宾穴在太溪上五寸的位置，这是一个排毒的大穴，也是治疗皮肤问题的大穴。有皮肤问题可以按压或针刺筑宾穴，我们对治皮肤问题有一组叫"皮五针"的常用穴，包括合谷、曲池、血海、三阴交、筑宾这五个大穴，非常好用！

肾经还继续往上走到腹胸，但我们只介绍这几个常用的穴位。本书主要介绍常用的大穴，方便民众可以轻松掌握。当我们掌握这些大穴后，在日常生活中已经可以治疗大部分常见疾病了。

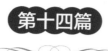

手厥阴心包经

　　心包是心脏外面的一层膜，用来确保心脏跳动时不会摩擦到旁边的器官，包膜里还有淋巴液作为润滑剂。很多时候我们感到心脏不舒服，不是心脏有问题，而是心包积液引起的。现代人喜欢饮食冰凉，吃饭配水，不常流汗，导致身体水液难以代谢，心包里淋巴液太多，进而压迫到心脏，我们就会感到心脏闷、痛、不舒服。中医一般把心脏结构本身的问题引发的疼痛称为"真心痛"，而心包积液压迫心脏造成的疼痛称为心包痛。真心痛一般都是刺痛，而心包痛大多是钝痛。真心痛一般会有"胸痛彻背、背痛彻心"的感受，它的特点是从胸前痛到后背，又从后背痛回胸前，以及伴随着其他症状，如肩痛、单手发麻、失眠等。心包痛一般不会引起后背部及肩部痛。大家也可以按压第五胸椎棘突下旁边的心俞穴，看这个穴位按下去会不会痛，如果按之则痛多是心脏本身结构出问题，属于真心痛；若按之不痛则多是心包积液等因素造成的胸闷心痛。

　　手厥阴心包经是属阴脏之一的心包，经气下与三焦之腑连接。其体表循行路线是走胸腋窝，经过上肢前面中央，最后抵达中指。

　　手厥阴心包经在治症方面基本分为两大部分：

　　1. 根据其体表循行流注，可以治疗上肢前面，特别是正中神经及其支配的肌肉感觉、运动障碍。

　　2. 根据其系属心包，可治疗心脏及循环系统疾病，还有精神意识障碍、神经官能症等。临床上也常用心包经来治疗心脏实质性病变。

◆手厥阴心包经常用大穴一览

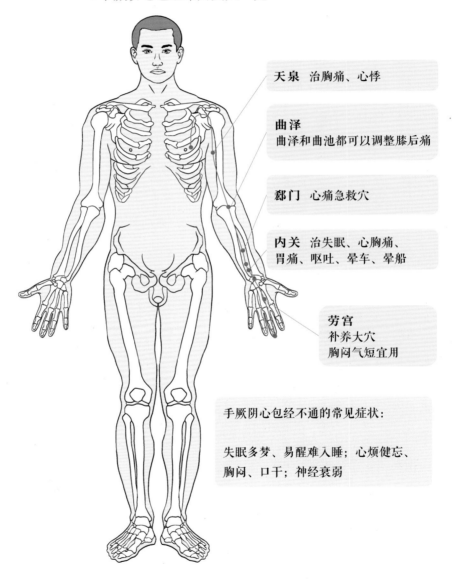

天泉 治胸痛、心悸

曲泽
曲泽和曲池都可以调整膝后痛

郄门 心痛急救穴

内关 治失眠、心胸痛、
胃痛、呕吐、晕车、晕船

劳宫
补养大穴
胸闷气短宜用

手厥阴心包经不通的常见症状：

失眠多梦、易醒难入睡；心烦健忘、
胸闷、口干；神经衰弱

劳宫穴

［穴位］劳宫

［位置］手掌心，第 2～3 掌骨之间偏于第 3 掌骨的掌中纹处，握拳屈指时当中指端所指处。《灵枢·本输》："掌中，中指本节之内间也"；《针灸甲乙经》："在掌中央动脉中"；《铜人腧穴针灸图经》："以屈无名指取之"，《针灸资生经》："当屈中指为是，今说屈第四指非也。"《十四经发挥》："以今观之，莫若屈中指、无名指之间取之为妥。"现多从《针灸资生经》。

［方法］直刺 0.3～0.5 寸。禁直接灸，艾条温灸 10～15 分钟。

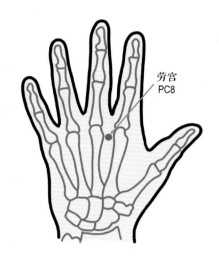

劳宫
PC8

劳宫穴，可以记成"劳工朋友最喜欢的穴位"，朋友们辛苦了一天很疲倦，就要回到宫殿里休息。

我在公司上班时，经常邀请同事空闲时爬楼梯，上个洗手间也要专门走楼梯到别的楼层去，上完再走回办公室。有一次，一位年轻的同事也加入我们的行列，我们从一楼爬到七楼，我已经习惯这个运动量了，边爬边聊天，但那位年轻的同事喘得厉害，喘到胸口换不过气来。大家可能也有这样的经验，做激烈运动、超过体能的运动，或是跟另一半吵架，会发现胸口喘不过气来。这时候，我拿起这位同事的手，用力按压他的劳宫穴，他的气很快就顺了，整个人变得很舒服。

劳宫穴的位置很好找，我们轻轻握起拳头，中指尖碰到的点差不多就是劳宫穴，在那附近找到最痛的点按压即可。有些人会看掌纹算命，其中手掌上的第一条线是感情线，劳宫穴大约就在感情线上，感情线如果连成一线的话，我们叫断掌。以前有人看我的手掌说看不懂，因为我的手纹太复杂，密密麻麻的，人家就说我的思绪太过细密，烦恼太多。最近几年年纪大了，对很多事情都看淡了，可能烦恼也少了一些，一些细小的手纹就越来越淡。劳宫穴就位于感情线上，如果遇到胸闷气喘的情况，就按压劳宫穴，可以很快得到缓解。

劳宫穴是一个补养大穴，胸闷气短宜用。老人家没事多按按劳宫，呼吸时胸口就会很顺畅。

内关穴

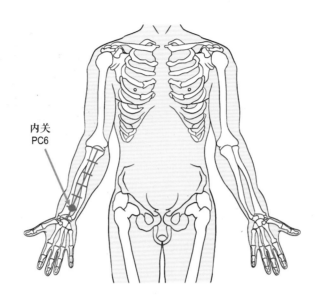

内关
PC6

［穴位］内关

［位置］前臂掌侧，腕横纹上 2 寸，掌长肌腱与桡侧腕屈肌腱之间，当曲泽与大陵的连线上。《灵枢·经脉》："去腕二寸，出于两筋之间"；《循经考穴编》："大陵后二寸，正对外关。"

［方法］直刺 0.5 ～ 1 寸。注意避免损伤正中神经干（尤其是穴位注射时）。艾炷灸 5 ～ 7 壮，艾条温灸 10 ～ 15 分钟。

内关穴在腕横纹上两寸，位于两条肌腱中间。很多人会买一种绑在手臂上的手环，它有个凸起的点压在内关穴上，据说可以治疗晕船。我曾有个朋友买过这个东西，然而并没有什么作用，原因在于这个手环压得不够紧，位置会偏移。其实我们要用内关预防晕船，直接用手按压即可，不需要浪费这个钱去买手环。

内关穴还能治疗失眠、心胸痛，其原理是心包经这条经脉跟心胸痛有关。还记得前文我们讲过的"公孙内关胃心胸"吗？内关加上脾经的超级大穴——公孙穴，两个穴相辅相成，可以解决胃、胸口的问题。整天肚子胀气的人也可以多按内关穴。

有一次，我去佛罗里达的迪斯尼乐园玩，里面有个游乐设施叫"四倍的地心引力"，它像个脱水机，人在里面一直转，身体因离心力而浮起来，再配合播放的影片，让人觉得如身临外太空之中。设施一停，便有工作人员把乘客赶出去，出口旁有个花圃，大家都在那里吐，看来迪斯尼乐园早都提前设计好这个吐的环节了。我坐完之后也是强颜欢笑，真的很想吐，赶紧按压内关穴止吐，很快就缓和下来。其他游客吐完之后，扶着花圃的围栏称赞我说："这么晕你都不吐，你真是宇航员的身体素质。"他们哪里知道这是中医的智慧。除了按内关，生姜也是止吐的好法子，切一片大约一个硬币厚的生姜片含在嘴里，立刻就不想吐了。我们不见得会随身带生姜，比如来到迪斯尼乐园就找不到生姜，所以我们要记得按压内关穴，如果按了内关还想吐，就按公孙穴。当时一起去的朋友中有一个人完全没事，他说为了来这里玩，已经预先用中药方剂调身体调了两个月了，把湿都排掉。这游戏很有趣，想要检验自己的体质湿不湿，可以去玩玩，身体内湿气太重的人一出来马上吐。

郄门穴

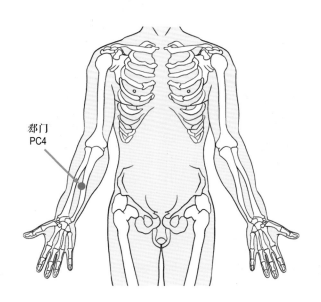

郄门
PC4

[穴位] 郄门

[位置] 前臂掌侧，腕横纹上 5 寸，当曲泽与大陵的连线上。《针灸甲乙经》："去腕五寸"，《循经考穴编》补充"两筋间"。

[方法] 直刺 0.5～1 寸。注意避免损伤正中神经干（尤其是穴位注射时）。艾炷灸 5～7 壮，艾条温灸 10～15 分钟。

经络学心法18篇

郄门穴的名字是指"缝隙的门",清楚地说明了它是尺骨和桡骨之间的门。郄门穴位于腕横纹上五寸,是心痛急救穴。因为心包经上的穴位基本都是可以治疗心痛的,所以穴位定得不准没太大关系,只要在手阴面中间的线上即可。如果不知道穴位在哪里,又很着急时,就找痛点按压。虽然每个症状有多个穴位可以治疗,但心痛发生时我们要记得用郄门,有时按内关、劳宫都没有用,按压郄门却很有用,因为郄门更靠近心脏,镇痛的力量更强。

曲泽穴

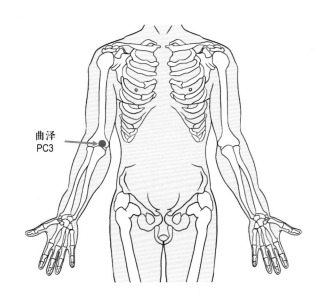

曲泽
PC3

[穴位] 曲泽

[位置] 肘横纹中,肱二头肌腱尺侧缘凹陷处。《灵枢·本输》:"肘内廉下陷者之中也,屈而得之";《神应经》:"大筋内侧横纹中动脉是";《循经考穴编》:"与尺泽相并,约去寸许";《动功按摩秘诀》:"在肘内廉正中间"。

[方法] 避开动脉直刺 0.5～1寸;对暑热症可浅刺静脉出血。禁直接灸;艾条温灸 10～15分钟。

曲泽穴位于肘横纹中。曲泽和曲池都可以治疗膝后痛,即膝盖后面的委中穴附近疼痛。

我们在《外治法剑诀 27式》中已经对"人体 X 型疗法"有所涉及,这里再着重讲解一下，这就是古中医发现的"人体对角线"的秘密。这个疗法适用于四肢手足上的痛点。"X型"是指身体四肢交叉相对应，左手对右脚、右手对左脚；上臂对大腿、前臂对小腿。四肢都可以通过身体另一个远端的相对点来治疗。概括来说，哪里痛，就在该痛点在人体的对角线附近找痛点进行按揉或扎针治疗。

例如，当我们左膝后痛时，我们就在右手相对应的手肘肘窝位置找痛点（肘横纹处），找到后按压痛点就能缓解疼痛。当我们右手前臂痛，痛点在靠大拇指这一侧时，那要找的痛点位置就是在左小腿靠脚拇趾那一侧，找到后按压痛点，手痛也很快可以缓解。

这是属于《黄帝内经》中提到的巨刺法（缪刺法），是属于"上病下治，下病上治，左病右治，右病左治"的治疗观念。这也是曲泽穴和曲池穴可以治疗膝后痛的原因，它们在X型中位置相互对应。再如，手肘横纹的位置痛，就按压委中穴。

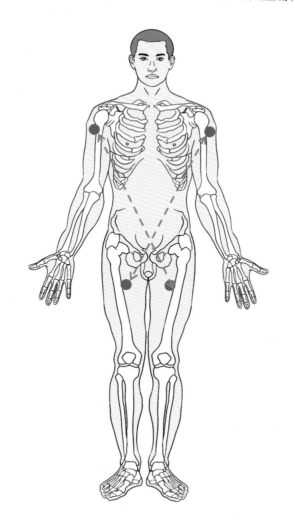

天泉穴

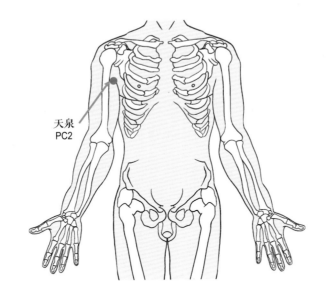

天泉
PC2

［穴位］天泉

［位置］上臂内侧，腋前纹头下 2 寸，肱二头肌的长头与短头之间凹陷处。《针灸甲乙经》："在曲腋下，去臂二寸"；《针方六集》："居间"；《循经考穴编》："看腋间对缝处量下二寸"。

［方法］直刺 0.5 ～ 1 寸。艾炷灸 3 ～ 5 壮，艾条温灸 10 ～ 15 分钟。

天泉穴可以治疗胸痛、心悸，位于上臂内侧，腋前纹头下两寸。同样的，找不到准确定位的话可以在这条经上找痛点按压。

心包经除了主治心痛外，还可治疗失眠多梦、易醒难入睡、心烦健忘、胸闷、心悸等。这条经比较短，大家要把里面的几大穴位学好。

治疗心房颤动比较强的穴位是公孙穴，我们用公孙配内关，再加上昆仑穴，再按膻中，最后推腹部，减少心包积液，这一套下来心脏会非常轻松。我们在前文讲过这个动作了，但好话不怕多，因心包积液导致的心脏问题实在是现代人普遍面临的大问题，于是我在这里就再划一次重点了。

第十五篇

手少阳三焦经

大家往往对三焦经比较陌生。因为很多人就不明白"三焦"是什么东西。三焦有上焦、中焦、下焦，也就是对应胸部、腹部、下腹部。除此之外，三焦还有另一个意义，唐容川在《血证论》这本书中说："三焦，古作'月焦'，即人身上下内外相联之油膜也。"三焦是一个膜，里面有体液在流动，对应现代医学就是淋巴系统的概念。所以三焦和我们的体液很有关系，身体不仅有血液的循环，还有水的循环，这靠的就是三焦的力量。

手少阳三焦经属三焦腑，经气上承心包。在体表的经气循行是走无名指，经上肢后方的中央，再由肩、颈部、侧头部来到颜面的外眼角。

手少阳三焦经的治症从其流注来看，可用来治疗颜面、耳、目的疾病，也可用来治疗肩关节、上肢伸肌的感觉与运动障碍。

中医有"少阳治疗以半表半里为主"的说法，认为手足少阳经经穴可治疗"前后之间的侧部"，也就是侧头部与躯干侧部的问题。

液门穴

[穴位]液门

[位置]手背第4～5指间，指蹼缘后方赤白肉际处，微握拳取之。《灵枢·本输》："小指次指之间也"；《医学入门》："小指、次指本节前陷中"；《循经考穴编》："手无名、小指本节前歧缝尖陷中"。

[方法]直刺0.3～0.5寸，或斜向掌骨间刺入0.5～1寸，艾条温灸5～15分钟。

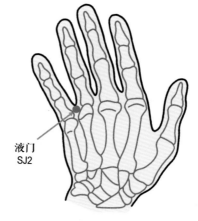

液门
SJ2

液门穴是"水液的门"的意思，充分展现了三焦是水液代谢通路的特性。《黄帝内经》中有"三焦者决渎之官，水道出焉"的说法。而三焦经上的穴位也多使用"液、沟、渚"这些和水流有关的字来命名，这也是经穴特性的体现。

液门穴位于小指和无名指之间，主治手不举，也就是俗称的五十肩。很多人没到五十岁就得了五十肩，去看医生呢，往往就只能拿到一些止痛药，有些人痛得连基本动作都做不了，这时就该针刺"肩三针"，在液门穴扎一针，小肠经的后溪穴扎一针，大肠经的曲池穴扎一针。当肩痛得厉害时，在对侧手上扎下这三针，痛的那只胳膊再动一动，往往肩膀就会松开，痛感也会降低。西医说五十肩的原因之一是肩膀里有组织粘连，他们的做法比较直接，直接帮患者打麻醉，再把患者的胳膊拉起来，把粘连的结缔组织扯开，如果紧到拉不开，就用手术刀把它切开。这个思路是没错，但操作不好可能徒增患者的痛苦，且易复发，我们针刺"肩三针"是比较考虑患者感受的方法，效果也比较好且持久。

遇到感冒的时候，我们可以采用针灸透穴的方法，从液门穴下针往三焦经的中渚穴透刺，这个方法治疗外感且伴有喉咙痛的症状很有效，也是我们临床常用之法。这样的针法除了通透液门和中渚穴外，也透达了小肠经后溪穴的位置。平时喉咙干燥也可以按压液门穴，功用如其名，有供水的作用。

阳池穴

［穴位］阳池

［位置］腕背横纹中，当指伸肌腱尺侧缘凹陷处。《灵枢·本输》："腕上陷者之中也"；《循经考穴编》："指本节直下至腕背中心两筋间"；即腕背指伸肌腱与小指伸肌腱之间凹陷处。

［方法］直刺0.3～0.5寸。艾条温灸5～15分钟。

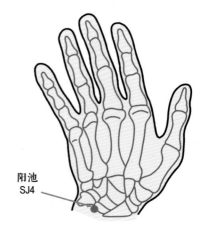

阳池
SJ4

我把阳池穴理解成"阳气的电池"，这里面充满了阳气，所以刺激它可升阳气，此穴能对治低血压。我在前面讲了很多对治高血压的穴位，很少讲对治低血压的，但阳池穴就可以对治低血压。我们找这个穴位时，先动一动手腕，会发现腕背横纹靠小指侧会有个凹陷的地方，这个凹陷处便是阳池穴。按压阳池血压会升高，所以可以对治低血压。

低血压的人一般会脸色泛白、浑身无力、手脚冰冷。血压太低会有生命危险，所以低血压患者没事就可以按按阳池穴，升高血压。

阳池穴也可以对治消渴、口渴，也是对治高血糖的穴位之一。

外关穴

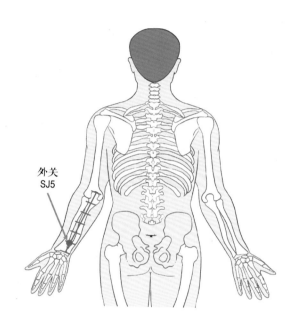

[穴位] 外关

[位置] 前臂伸侧面腕背横纹后二寸，尺骨与桡骨之间，当阳池与肘尖的连线上。屈肘俯掌时，在指总伸肌桡侧凹陷处。《灵枢·经脉》："去腕二寸"；《针灸大成》："腕后二寸两骨间，与内关相对"。

[方法] 直刺或略后上、下斜刺0.5～1寸。艾炷灸3～5壮，艾条温灸5～15分钟。

外关穴在内关穴的另一面，阳池上两寸。"外关透内关通阴阳"这句话是指我们从外关穴透刺内关穴能打通阴阳，临床上用此法治疗感冒发烧。透刺不是说从皮肤一面穿透皮肤的另一面，针不需要从另一端的皮肤穿透出来，是针尖从身体里的一个穴位到另一个穴位。临床上"外关透内关"经常搭配"液门透中渚"，用这两组透穴共同治疗感冒。外关能治疗耳鸣、耳痛、腰扭伤,所以扭到腰时也能按外关穴。

支沟穴

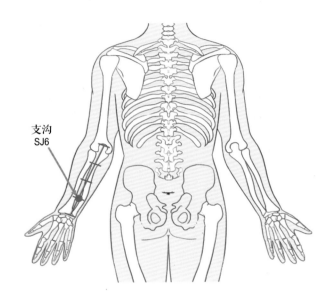

支沟
SJ6

[穴位] 支沟

[位置] 前臂伸侧面腕背横纹后三寸,尺骨与桡骨之间,当阳池与肘尖的连线上。《灵枢·本输》:"上腕三寸,两骨之间陷者中也。"

[方法] 直刺0.5～1寸。艾炷灸3～5壮,艾条温灸5～15分钟。

支沟穴在阳池上三寸,是通便、顺气、松肩的穴位。我们平常在运动手臂的时候,可以用另一只手按着支沟,来回运动整个手臂,这样可以利用支沟松肩的功能,把肩部腋下附近松开来。当然,在支沟穴上扎一针然后再轻轻运动也是可以的,用手按压操作比较方便。

支沟是通便大穴。支沟有另一个很酷的名字叫"飞虎"。《针灸大成》书中提到飞虎神针,就是在支沟穴下针,一下针就能让人虎虎生风!我们按压支沟、天枢、照海三穴,如果患者还排便不出,那诊所的招牌可能不保了!不过,还真会有人排不出来,这时我们还要加上另一招,这一招叫"两个小板凳"。当我们处于平常坐马桶的姿势时,我们的结肠会有个折,大便要通过那个折,就需要主人的肠道有很强的蠕动力量。当然了，肠道力量强的人，什么都不怕，在零重力的外太空都能排便。但如果肠道力量不够，大便就不太容易通过那个转折处。蹲式马桶就没有这个问题，因为我们蹲着的时候结肠段就没有那个折，而是直线，排便就很顺畅。现在的家庭基本上没有蹲式马桶了，有人发明了一个∏字形的小台子，放在坐式马桶前，这样我们可以把脚踩在上面，腿的高度提高后，再把上身往前倾一些，身体便呈现蹲的姿势。这个产品不便宜，真可谓是"科技神器"，唬得我一愣一愣的。我研究了老半天，发现跟自己买两个小板凳，左脚一个，右脚一个，没什么两样。

如果用了这招还难以排便，我们就"大肠小肠一起按"。我们手上的小指侧是小肠经，拇指侧是大肠经，当我们抓着手腕的左右两侧同时按时，就同时刺激了大肠经和小肠经，这样大便很快就出来了。如果还不行，那只能花钱找医生开中药了。

翳风穴

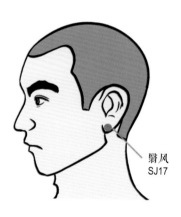

翳风
SJ17

翳风穴在耳垂下的凹陷处。

［穴位］翳风

［位置］耳垂后耳根部，颞骨乳突与下颌骨下颌支后缘间凹陷处。《针灸甲乙经》："在耳后陷者中，按之引耳中"；《针灸集成》："在耳根部，距耳五分"。

［方法］向上角或对侧内眼角方向刺入 1～1.5 寸；如治聋可向内上方刺入；治哑可向内下方刺入；治面瘫时还可向下颌骨前面的上下方透刺。不用直接灸，艾条温灸 5～15 分钟。

翳风穴按下去，感觉会很痛。此穴治疗急性耳鸣、耳聋很有效。我治疗耳鸣、耳聋患者时，都会嘱咐他们回去好好按翳风穴，但大多数人都只依赖于医生的治疗，等他们复诊时没几个真的按了穴位的。钱太多就是这样，忽略了身上最便宜的药——穴位。

有一个耳鸣患者看了很多医生，都是看一半放弃治疗，他来我诊所的时候仿佛来踢馆一样，我看着就有点怕。

他问："很多医生治疗都没有治好，请问你有没有什么特殊的办法？"

"那我介绍个医生给你。"我回答。

"你不行吗？"

"我不见得可以，但可以介绍个好医生给你。"

"谁？"

"你自己。"

我教他回去自己按压翳风穴，按完做温敷。几个礼拜后，他跟我说他的耳鸣真的消失了。

如果耳鸣声是高频音，那多是肝的问题；如果耳鸣声是低频音，那多是肾的问题，如果耳鸣声又有高音又有低音，我们就要疏肝补肾。现代很多人有耳鸣问题，因为很多人长期治病时药物用得太多太杂，肝肾都不好。

翳风穴可以治疗牙痛、牙齿咬合的问题。治疗这些问题时，我们会先针刺对侧的合谷穴，先把经气带到头面上来，再扎下关、颊车两个近取穴，最后再用捻转下针的方式针刺翳风穴，这个问题就被解决得差不多了。如果身上没有带针，也可以用拨筋棒这些简单的工具在下关、颊车这些穴位上做圆拨法，最后再在翳风穴上按压，这样也会有一定的效果。

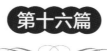

足少阳胆经

足少阳胆经在人体属胆腑，经气下连肝经，在体表起于头面部，主要循行于侧头部、躯干侧面、下肢外侧后缘，下行直到第四脚趾外侧。

足少阳胆经的治疗范围：

1. 根据其循行流注，可用于治疗侧头部、眼睛、耳朵等疾病，以及躯干侧面的胸胁部，下肢外侧感觉或运动障碍。前文提过手足少阳经主治半表半里证，所以我们也常用胆经穴位治疗头颞部、躯干侧部的症状。

2. 胆囊本身的疾病。

人在胆经的循行时间内本该进入梦乡，但现代人的生活作息不规律，在晚上十一点到凌晨一点这段时间还没睡觉。很多人知道敲胆经保健法，但大家有没有想过为什么要敲胆经呢？我们观察一下即可发现，胆经是最方便敲的，因为它位于身体侧面、两只手自然垂放处，没事就可以敲打。而肝经在腿内侧，敲起来不雅观，且肝经最需要疏泄，也就是由下往上拨它，形象更不雅观。

◆足少阳胆经常用大穴一览

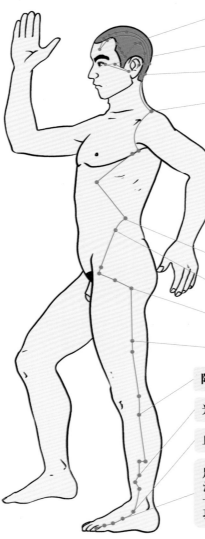

率谷 偏头痛穴

瞳子髎 治眼压高，眼胀痛

风池 治眼酸头晕

肩井 治上半身的疼痛

足少阳胆经不通的常见症状：

口干口苦、偏头痛、容易惊悸；
善叹息、便溏、便秘、皮肤萎黄；
消化不良、关节痛、脂肪瘤；
痰湿、结节积聚

京门 健腰利水消胀，肾经的发源地

带脉 健腰利水消胀，肾经的发源地

环跳 骨病之起点

风市 脚无力的改善大穴

阳陵泉 肝胆经的调节大穴，肝胆阳陵泉

光明 治眼睛问题，可使视力改善

丘墟 治疗脚抽筋

足临泣
治头痛肩颈痛，
一切肌肉痉挛
功略同于小柴胡汤

风市穴

[穴位] 风市

[位置] 股外侧面正中线上，腘横纹（膝中）上七寸处。当直立垂手时中指尖所指处。《肘后备急方》："在两髀外，可平倚垂手，直掩髀上，当中指头大筋上，捻之自觉好也。"《针灸玉龙经》："在膝外廉上七寸，垂手中指尽处是穴。"

[方法] 直刺 1 ～ 2 寸。艾炷灸 3 ～ 5 壮，艾条温灸 10 ～ 15 分钟。

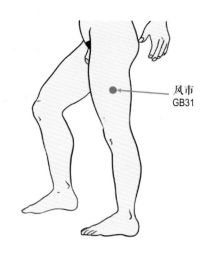

风市
GB31

敲胆经主要是敲风市穴，风市穴的位置很好找，只要立正站好，双手自然下垂，手贴着腿时，中指尖端所指处就是风市穴。它在腿外侧的正中线上，但每个人的实际位置都不太一样。风市穴是我们胆经最重要的穴位，是改善腿脚无力的大穴。有人可能觉得腿脚无力没什么大不了，其实腿脚有没有力量是很重要的一件事。脚是我们的第二心脏，当脚没有力时，静脉回流力量就小，因为静脉回流是借着肌肉的压缩，让静脉瓣把血一段段推回去。有了静脉瓣的帮助，心脏可以不用吃力地负责整个血液流动，但如果脚没有力就代表着我们的肌肉力量不足，静脉瓣的推动力量也会不足，那么心脏的负担就会非常大。所以我们如何解决腿脚无力的问题呢？一是要多做脚部运动，二要常按风市穴，方法是沿着胆经前后按，按压时会有酸麻痒痛、不舒服的感觉，但还是要坚持按。这两个方法都可以增强腿脚部的力量。

我曾遇到一个病例，一位先生每天都会眩晕，他的眩晕跟别人不太一样，一般人通常是左右倒，他是往前倒，只要站起来走路就往前倒。他第一次来诊所时，是他太太扶着他，说看了很多医生，有医生说是中耳不平衡，有医生说是梅尼埃病。我觉得他是真武汤证，就给他开了真武汤。复诊的时候我问他情况如何，他跟我说有一点点效果，却又不是很有用。当患者说有一点点效果的时候，就是在安慰医生，觉得医生辛苦治疗，总不能说一点用处都没有吧。我就跟他说"没关系，可以坦白讲"，他才坦白地跟我说"没有用"。我开始重新思考他的病症原因，发现他脚没力。很多老人家脚没力就会往前倒。刚开始，我希望他每个礼拜来扎两次风市穴，但我又想帮他省点钱，就叫他回去自己按，每个月来扎一次针就好。风市穴是一个很敏感的穴位，按之则痛，效果不错。他坚持按压此穴一段时间后，脚真的变得有力，也不再往前倒。这是一个很好的实例，用针灸外治法改善一些慢性疾病，有中药方剂的加持更是如虎添翼。

我们在前文有提到过风市穴穴名的由来，这很有趣。古代集市里人们都是蹲着做生意的，晚上吹风，风寒入骨，脚就会开始痛，经常按压此穴就会让脚变得很有力量，也有祛风的作用，从而得名风市。

很多帕金森综合征的患者都有手抖的情况，且伴有走路不稳，有小碎步态。头皮针可以解决手抖的问题，针刺头上的"舞蹈震颤区"会取得很好的效果。我们曾帮患者针刺治疗过，但一周后患者又会复发，只好再次扎针，但每天扎针也不行。所以我就想到一招：既然扎头皮针是刺激头皮质反射区，那为何一定要用针呢？用梳子梳也可以，后面我就教患者拿经络梳去梳，患者的手也逐渐不抖了。

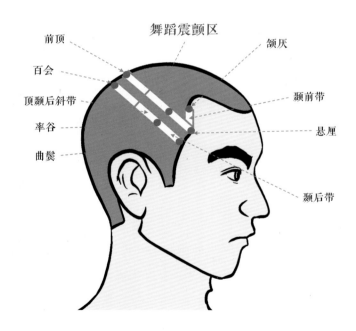

胆经循行会在头上侧边绕一圈，很多人有偏头痛，这表示可能是胆经出了问题（妇女尤其容易偏头痛）。还记得我们治头痛的王牌吗？当我们遇到偏头痛时，可以在足背上找痛点按压，治疗效果不错。因为胆经最后走到脚，所以我们按脚上的经穴就可以把整个经气往脚上带，头就会得到放松。这就是治头痛和偏头痛的秘密。我们不知道怎么治头痛时，就不用管经络，直接在脚背上找痛点，哪里痛按哪里即可。

瞳子髎穴

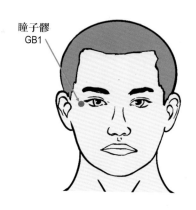

瞳子髎
GB1

［穴位］瞳子髎

［位置］面部目外眦旁，眼眶外侧缘处。闭眼，当外眼角纹头尽处。《针灸甲乙经》："在目外，去眦五分"。

［方法］沿皮向后方（太阳）横刺 0.5～1寸。不灸。

瞳子髎穴位于眼睛旁，可以治眼压高、眼睛胀痛。我们前面讲过，遇到眼睛问题就按压整个眼眶，无论是近视还是老花眼，眼眶周围都会有相关的压痛点。如果两眼眶都找不到痛点，那就说明你的眼睛还不错。如果遇到有痛点，就把痛点按开。特别是近视的小朋友，家长不要立刻帮他配眼镜，有些是假性近视，这时就该经常按压眼眶周围，有很大概率可以治疗假性近视。

率谷穴

［穴位］率谷

［位置］头部耳尖：直上入发际一寸五分处，当角孙穴正上方。《针灸甲乙经》："在耳上入发际一寸五分，……嚼而取之。"《银海精微》："将耳折转，尖上比寸半尽处"；《循经考穴编》："卷耳尖向前点着处宛宛中"；《针灸集成》："高于曲鬓，相距八分。"

［方法］横刺 0.5～1.5 寸。一般不灸。

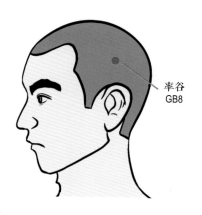

率谷
GB8

率谷穴是偏头痛的近取穴，位于侧头部耳尖上方。一般我们是用太阳透率谷，也就是用三寸针从眉毛后的太阳穴透刺到率谷穴，听起来很可怕，但这个方法治偏头痛力量很大。如果想要加强效果，可以配合脚背的胆经穴位共同使用。用率谷治偏头痛符合人们哪里痛扎哪里的观念，即"头痛扎头"。

风池穴

［穴位］风池

［位置］项部枕骨下，斜方肌上部外缘与胸锁乳突肌上端后缘之间凹陷处。当风府与翳风之间，或颞骨乳突尖（下端）与第二颈椎棘突之间连线的中点。《针灸甲乙经》："在颞颥（脑空）后发际陷者中"；《外台秘要》："夹项两边"；《素问·气府论》王冰注："在耳后陷者中，按之引于耳中"；《医学入门》："耳后一寸半，横侠风府"；《针方六集》："侠风府两傍各开二寸"；《循经考穴编》："平耳坠微上，大筋外发际陷中，与翳风相齐"。

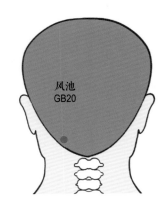

风池
GB20

［方法］向对侧眼部的目内眦方向刺入 0.5 ～ 1.2 寸，不可深刺，尤其不能向对侧目外眦、耳屏或耳屏前缘方向深刺，以防止刺入颅腔损伤延髓或脑部。也不可向同侧眼部的目内眦方向深刺，以免损伤椎动脉。一般不灸。

风池穴在枕骨下缘，主治眼酸、头晕。风池穴还能配合小肠经的听宫穴和三焦经的翳风穴一起治耳鸣。另外，风池穴可以对治结膜炎，这是本穴的一个特殊应用。

我们颈部后面的风府（督脉）、风池（胆经）这两个穴位很容易受到风寒的侵扰，所以我们平时要注意保护这两个穴位不受寒，否则容易感冒。冬天戴围巾就是这个道理，保护颈部后面不受寒。还有风门（膀胱经）和风市（胆经）两穴，也是带有"风"字的穴位，表示是容易受到风寒的地方。风门穴位于躯干，我们通常会穿着衣服，这个穴比较少受寒，但风市穴位于大腿旁边，喜欢穿短裤或短裙的人就要注意避免在冷天受寒了。

肩井穴

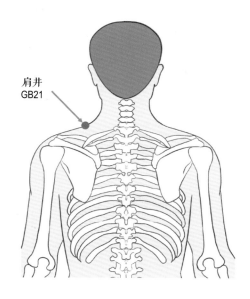

肩井
GB21

［穴位］肩井

［位置］肩上，前直乳中，当大椎与肩峰端连线中点处。

［方法］直刺或斜向后方斜刺 0.5 ～ 0.8 寸，不宜向前内下方直刺，以免穿透第 1 肋间隙或其上方而损伤深层的肺脏。艾炷灸 3 ～ 5 壮。艾条温灸 10 ～ 15 分钟。

我们手臂往上抬起来的时候，肩膀上会有个凹下去的洞，这个地方就是肩井穴。本穴可治疗上半身疼痛，一般我们比较少按此穴。这个穴位可以针刺，但要注意不要刺太深，以防伤及肺脏。肩井是气感很强的大穴，孕妇禁针禁按，因为肩井穴的气感很强，可能会导致落胎，这非常危险。

治疗肩颈问题最好用的是同时针刺后溪和申脉二穴，这样可以缓解大部分的肩颈疼痛。如果此时疼痛还有余存，我们可以浅刺肩井穴、足三里穴。我们针刺肩井时一定要配合气之大穴足三里。这四个穴位的组合可以说是肩颈问题的最强组合。肩井和足三里这一组穴位也可以用来治疗胸腔内出血，针刺肩井后再针刺足三里，瘀血可以被导出，通过肺渗入三焦油网而通大肠，最后经由大便排出。

京门穴

[穴位] 京门

[位置] 侧腰部，第十二肋游离端下方凹陷处，前距章门约一寸八分，后略平志室。《针灸甲乙经》："在监骨下（上），腰中挟脊，季肋下（后）一寸八分"。《备急千金要方》："在监骨腰中季肋本，挟脊。"《循经考穴编》："一头齐神阙，一头齐命门，折中是穴。"可供参考。

[方法] 斜刺 1 ～ 1.5 寸。艾炷灸 3 ～ 5 壮，艾条温灸 10 ～ 15分钟。

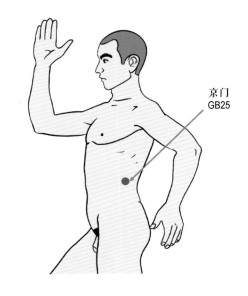

京门
GB25

京门穴位于最下面一条肋骨的末端，可以健腰、利水、消胀。肾经的募穴就是京门穴，所以这个穴位有利水、消胀的功能。大包穴也在这附近，我们在揉大包穴的时候再略向下一点按一下，能同时揉到京门穴。

带脉穴

[穴位] 带脉

[位置] 侧腹部第十一肋游离端（章门）直下一寸八分，与脐相平处。《针灸甲乙经》："在季肋下一寸八分"；《类经图翼》："在脐旁八寸半，肥人九寸，瘦人八寸。"

[方法] 斜刺 1 ～ 1.5 寸。艾炷3 ～ 5 壮，艾条温灸 10 ～ 15 分钟。

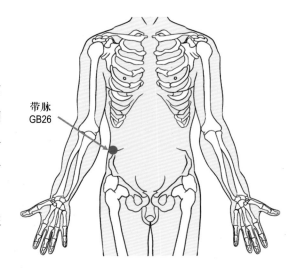

带脉
GB26

带脉穴是调经、减肥瘦身的大穴，这个穴位既位于胆经，又位于"带脉"这条奇经八脉上。它位于腰部皮带束起来的左右两端，位置平肚脐的高度，当然现代估计只有一些老阿伯才系这么高的皮带了，这是古代的系法。这一圈就是带脉循行区域，若带脉没有力，就像没有东西环绕绑着肚子，肚子便肥肥地垂下来。妇女生产后，带脉很容易受到伤害而松开来，本来穿旗袍有腰身，产后旗袍就绷得紧紧的，腰部的曲线变直线了。这时候有一种瘦身针法，就是沿着带脉扎针，有瘦腰之效。我诊所的纪录是连续扎两个礼拜，腰瘦了六寸。遇到带脉这一圈（也就是带脉循行区域）疼痛的患者，我们会针刺同在胆经上的足临泣穴。

环跳穴

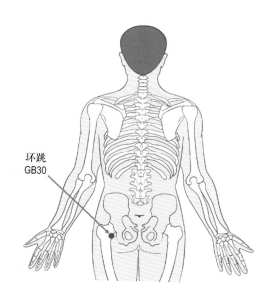

环跳
GB30

［穴位］环跳

［位置］臀部，股骨大转子后上方凹陷处。侧卧屈股，当股骨大转子突起点与骶管裂孔连线外 1/3 折点处。或于髂后上棘、坐骨结节与股骨大转子突起部连线所围成之三角形区的中央处。《针灸甲乙经》："在髀枢中。侧卧，伸下足，屈上足取之。"《神应经》："即砚子骨下宛宛中也"，砚（研）子骨指股骨。

［方法］直刺 1.5 ～ 2.5 寸。艾炷灸 3 ～ 5 壮，艾条温灸 10 ～ 15 分钟。

环跳穴的取穴方法：站着时把一脚往后提上来，脚跟碰到臀部的地方就是此穴。环跳又叫"骨病之起点"，我们身上的骨头每两年换一副，一直都有旧的骨

经络学心法 18 篇

细胞死掉，新的骨细胞生出来，两年刚好全部换新。所以两年之后，你已经不是两年前的你了。每次骨头的汰旧换新就从环跳开始，因此当有些人身体里的钙质不够（内分泌变差，肾气变差），新生的骨头就骨质疏松，也就是在环跳穴附近开始感到酸痛。

环跳痛的时候，要用一根四寸长的针戳进去，反复提插。听起来是不是很可怕？以前在学校上课，我们最怕学到胆经，因为老师会抓人上台示范扎环跳穴。有一次就抓到我，一上台我就得脱裤子给全班同学围观，接着老师讲定位，大家便开始轮番摸我的屁股，我被摸完之后，老师在众目睽睽之下就用那四寸的长针扎进我娇嫩的臀部，如果不小心扎歪，还得重来一次。有些人会担心用这么长的针刺进去会不会非常痛，其实如果我们扎得准确，不会很痛，大多数人只是感觉酸胀而已。但是医生千万不要让患者看到长针，以免导致患者太过紧张。我都是把长针放在口袋里，手里拿着一寸的短针，让患者趴下去转过头，再从口袋里摸出长针扎，扎完之后再让他看到就没关系。这个穴位痛感不强，拔针后也不出血。

阳陵泉穴

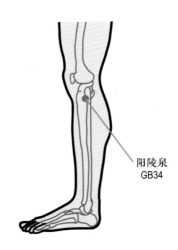

阳陵泉
GB34

[穴位] 阳陵泉

[位置] 小腿外侧部，腓骨头前下方凹陷处。今作膝下二寸。

[方法] 直刺 1～2 寸。艾炷灸 3～5 壮，艾条温灸 10～15 分钟。

八总穴歌中提到"肝胆阳陵泉"，说明肝、胆的问题都可以按压或针刺阳陵泉。阳陵泉是个大穴，位于小腿外侧，腓骨头前下方凹陷处的骨缝间。关于肝、胆的问题，例如高频耳鸣，就可以通过按压阳陵泉来治疗。

　　大部分穴位都位于组织的缝隙，像骨头、肌腱、血管之间等，所以痛感大部分只来自刺破皮肤，针扎进之后的感觉主要是酸胀感，一般出针后也不会流血。偶尔遇到拔针后出血的情况也实属正常，因为每个人血管分布的位置不同，有的人的血管恰好就长得比较靠近穴位。如果医生每次拔针后患者都出血，那表示这位医生"天赋异禀"，每次都能准确扎中血管，这很不容易。这位医生需要多多练习技术，先在自己身上试验，技术成熟了再针刺亲朋好友，都没问题了再针刺患者。如果自己不是医师，那可以在学完经络学后在一些大穴上做按压，也可以用灸法灸穴位。灸法是安全可行的，只要注意用火安全即可。

　　前文讲脾经阴陵泉的时候提到可以从阳陵泉透刺阴陵泉，这是治疗膝盖痛的一个有效穴组。而在"八会穴"中我们也有"经会阳陵泉"的说法。所以当有"筋"的问题时，我们都可以使用阳陵泉穴。

　　光明穴

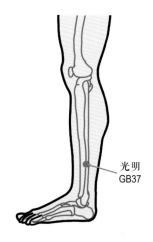

光明
GB37

　　[穴位] 光明

　　[位置] 小腿外侧部，外踝尖上五寸，腓骨前缘凹陷处，当趾长伸肌与腓骨短肌之间。《灵枢·经脉》："去踝五寸，别走厥阴"；《针灸甲乙经》："在足外踝上五寸"。

　　[方法] 直刺 1 ～ 1.5 寸。艾炷灸 3 ～ 5 壮，艾条温灸 10 ～ 15 分钟。

光明穴的穴名就直接告诉我们它可以"大放光明",听名字就知道是拿来治疗眼睛问题的。本穴能改善视力,如小儿的假性近视。光明是眼科大穴,眼科常用穴有光明(胆经)、臂臑(大肠经)、睛明(膀胱经)、太阳(经外奇穴)、养老(小肠经)、头临泣(胆经)。用光明穴前,一定要先针刺合谷,先把经气带到眼睛所在的头面部。我们只要治疗头面问题,都可以考虑先针刺合谷,能有效提高疗效。

丘墟穴

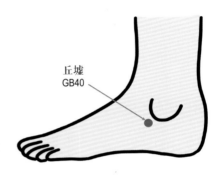

丘墟
GB40

[穴位] 丘墟

[位置] 足背,外踝前下方,伸趾长肌腱外侧,距跟关节间凹陷处。《循经考穴编》:"踝骨尖下微前三分骨缝中,穴对商丘。"《灵枢·本输》:"外踝之前下,陷者中也。"《针灸甲乙经》:"去临泣一寸",《备急千金要方》纠正作"三寸"。

[方法] 直刺 0.5 ~ 1 寸。艾炷灸 3 ~ 5 壮,艾条温灸 10 ~ 15 分钟。

丘墟穴位于脚背外踝前下方凹陷处,按压此穴有治脚抽筋的效果。丘墟穴的对面是商丘穴,如果有人扭到脚,我们可以从丘墟透商丘,丘墟穴是治疗伤科的经典近取穴。

足临泣穴

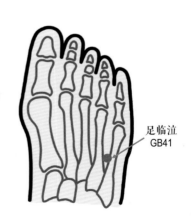

足临泣
GB41

[穴位] 足临泣

[位置] 足背外侧第四、五跖骨底前方,小趾伸肌腱外侧凹陷处。当第四、五趾趾缝端(侠溪)上一寸五分处。《灵枢·本输》:"(侠溪)上行一寸半陷者中";《针灸甲乙经》:"在足小指、次指本节后间陷者中"。

[方法] 直刺 0.5 ~ 1 寸。艾炷灸 3 ~ 5 壮,艾条温灸 10 ~ 15 分钟。

足临泣穴治头痛、肩颈痛、一切肌肉痉挛，功用略同小柴胡汤。学过方剂的人都知道小柴胡汤，有些医生什么病都用小柴胡汤，也能成为名医，可见小柴胡汤的应用之广泛。足临泣也是这么厉害，可以对治头痛、肩膀痛、肌肉痉挛等。前文说过，当我们不知道按哪个穴位时，就按整个脚面，其实重点就在于足临泣穴，它的力量很强，针刺或按压的效果都很好。

我们可以看到胆经在头上侧边绕圈。头痛最常发生的类型是偏头痛！如果大家有偏头痛的问题，一般就是胆经出了问题（妇女尤其容易偏头痛）。此时，我们可以在足背上找痛点按压，因为胆经最后走到那边。我们按脚上的经，就能把整个经气往脚上带，脑袋就会放松，就会感到舒服。这就是治头痛的秘密。

治偏头痛，当我们用了手上的偏头痛穴无效时，我们就针刺脚上的足临泣穴，这穴位的痛感很强，一般扎一针，偏头痛很快就好了。通常是左边痛按右脚，右边痛按左脚，没把握就按两脚。胆经是从上往下走，我们就顺着它由上往下推。

少阳病的穴位组合是外关加足临泣，少阳病即半表半里证，比如人已经感冒了有一段时间，邪从太阳进入到少阳，症状有咽干、口苦、目眩、往来寒热等，治疗就可以用外关穴加足临泣穴，感冒中后期一般都是少阳病。此外，这个穴组还能治偏头痛、耳朵或面颊问题，如脸肿、脸痛等。

足厥阴肝经

肝脏本身的功能和特点，说明如下：

- 肝藏血、主疏泄：肝是藏血的阴脏，储藏并调节血量，当人处于休息或睡眠状态时，部分血液回流到肝并储藏起来，在此期间肝还担任排毒的工作。身体有需要时，肝也会释放血液输布全身。肝排毒及分泌胆汁，体现的是疏泄的功能。

- 调节精神情志：除了排毒和分泌胆汁外，从藏象上看，肝和情绪更是大有关系，肝气宜条达，不可郁结。

- 促进消化吸收：肝分泌胆汁，胆汁流入胆囊，肝调控胆汁进入十二指肠，帮助消化油脂。

- 肝主筋：《黄帝内经》中提到"肝主筋，心主血，脾主肌肉，肺主皮毛，肾主骨"。肝主筋，筋有毛病属于肝的问题，其中最常见的是抽筋。《黄帝内经》说"肝苦急，急食甘以缓之"，意思是如果肝很急迫，就会导致筋紧，要赶快吃甜的来缓和它。所以每天晚上会抽筋的人，睡前喝一杯红糖水，当晚就不会抽筋了。除了喝红糖水，还可按压小腿的承山穴，也有缓和抽筋的效果。

- 其华在爪，开窍于目：指甲跟肝有关系，人的肝好不好，看指甲就知道。如果指甲凹凸不平、有斑点或线条，那就是肝有问题的表现。如果指甲的月牙很小或完全没有，则表示身体很寒。开窍于目是指眼睛的问题跟肝也有关系，例如眼睛酸涩、流眼泪等。肝和，则目能辨五色矣。有些人有色盲，就是肝有问题。

足厥阴肝经属肝脏，经气上连胆经，而肝脏本身也是连接着胆囊，正所谓"肝与胆相表里，肝胆相照"。足厥阴肝经在体表自脚的足背内侧，上行至下肢内侧的正中央，最后上行至腹部侧面，来到肋骨弓一带。

根据足厥阴肝经的体表循行可知，本经可治疗脚背、下肢内侧感觉与运动障碍。另外，肝经是唯一绕过生殖器的经脉，所以也可以治疗生殖系统问题及妇科疾病。肝是阴经，足之阴经从脚走胸，我们要从下面的穴位往上看。

◆足厥阴肝经常用大穴一览

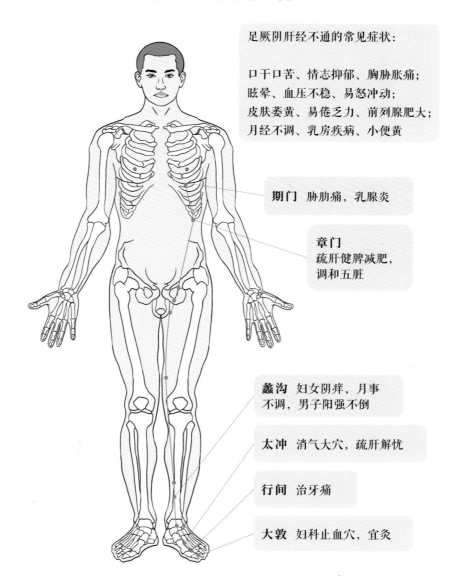

足厥阴肝经不通的常见症状：

口干口苦、情志抑郁、胸胁胀痛；
眩晕、血压不稳、易怒冲动；
皮肤萎黄、易倦乏力、前列腺肥大；
月经不调、乳房疾病、小便黄

期门 胁肋痛，乳腺炎

章门
疏肝健脾减肥，
调和五脏

蠡沟 妇女阴痒，月事
不调，男子阳强不倒

太冲 消气大穴，疏肝解忧

行间 治牙痛

大敦 妇科止血穴，宜灸

大敦穴

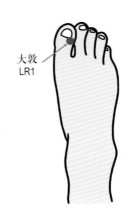

大敦
LR1

[穴位] 大敦

[位置] 足大趾末节外侧，距趾甲角 1 分处。《灵枢·本输》："足大指之端及三毛之中也"；《针灸甲乙经》作"去爪甲如韭叶及三毛中"；《针经摘英集》："在足大指外侧端"；即足大趾趾甲廓外侧角后旁 1 分凹陷处。《针灸集成》："足大指爪甲根后四分，节前"则定于足大趾趾背，当趾甲根与趾关节之间，接近丛毛（三毛）处。如作灸治，可从此说。

[方法] 浅刺 0.2 ～ 0.3 寸或点刺出血。常用艾条温灸 5 ～ 10 分钟或隔饼灸 3 ～ 5 壮。《类经图翼》："孕妇产前产后皆不宜灸。"

　　大敦穴是止血大穴，对此穴可以针刺或用灸法。大拇趾趾甲的内侧后方是脾经的隐白穴，外侧（靠第二趾这侧）后方就是大敦穴。女子月经崩漏的时候，我们一般灸隐白穴，也可以灸大敦穴，只是大敦的位置不方便操作，要把两个脚趾拨开，很难灸。隐白穴就没有这个问题。我们可以用现代的温敷袋温敷或者针刺隐白穴。

　　我们知道肝经的循行会环绕生殖器，所以当我们遇到妇女子宫下垂、男性睾丸下坠、疝气的时候，我们都可以考虑针刺大敦穴，一针下去常会有立竿见影的效果。

行间穴

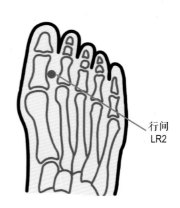

行间
LR2

[穴位] 行间

[位置] 足背第一、二趾趾蹼缘后方赤白肉际处。《灵枢·本输》："足大指间也"，《针灸甲乙经》补充："动脉（应手）陷者中"；《针灸集成》："大指、次指合缝后五分"。

[方法] 针尖略向上斜刺 0.5 ～ 1 寸。艾炷灸 3 ～ 5 壮，艾条温灸 5 ～ 10 分钟。

行间穴位于大拇趾和第二趾交会趾蹼后方，是治疗牙痛的要穴。肝经绕过阴器，所以遇到妇女月经淋漓不止、血崩，或是男人疝气痛、阴部痛时，我们会用到行间穴，也会针刺太冲穴。肝经两穴合用，效果很不错。

太冲穴

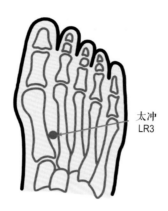

太冲
LR3

［穴位］太冲

［位置］足背第 1～2 跖骨间隙的后方凹陷处。当行间后二寸。《灵枢·本输》："行间上二寸陷者之中也"；《针灸甲乙经》："在足大指本节后二寸，或曰一寸五分陷者中"。

［方法］直刺 0.5～0.8 寸；可灸。

太冲穴位于行间穴上一点，两根骨头交会处的前方。太冲是消气大穴，有疏肝解郁之效，当我们刚生完气或吵完架时，就可以按太冲穴来疏肝。吵完架要自己偷偷按喔，不要让对方知道，对方还在生闷气，没有疏肝，那他的肝就会受到伤害。每次我跟太太吵架，吵完后我都把自己关在房里，按太冲穴疏肝。有次太太开门发现我在按穴位疏肝，从此便不想再跟我吵架，因为她发现不管怎么吵都吵不过擅长疏肝的我。可见，掌握中医智慧，对维护家庭和谐多么重要！生气的时候按太冲穴，其实感觉不太痛，生闷气的时候按它才是最痛的。因为人生气通常会摔东西、丢东西、破口大骂，这些行为已经使肝气得以抒发。但生闷气不是，生闷气是憋在心里，越憋就越伤肝。

肝经从下往上走，所以我们疏肝要逆着肝经由上往下推，也就是由太冲穴向行间穴方向推，这是逆经泻法。

中医有"肝气犯胃"的说法。当肝肿胀的时候，会往旁边顶，顶到隔壁的胃，人就会觉得胃胀、胃不舒服。所以当我们觉得胃胀的时候，一般有两个原因，一是因为吃太多，胃被塞得太满；二是虽然吃得不多，但是觉得很胀气，这就是肝造成的。遇到第二种情况可以按推太冲和足临泣两穴，方向是往前按推。肝要泻，要逆经，所以往前按；胆要补，要顺经，所以也往前按。我们要记熟经络的顺序和补泻的方法。

太冲穴和合谷穴合用称为"开四关"，这个方法可以把我们身上真正的痛点浮现出来。我们在前文已经详细讲过这个方法。

蠡沟穴

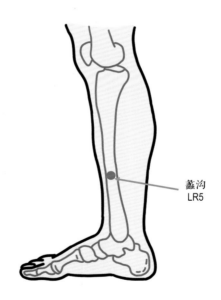

蠡沟
LR5

[穴位] 蠡沟

[位置] 在小腿内侧，当足内踝尖上 5 寸，胫骨内侧面中央。

[方法] 刺法：①平刺 0.5～0.8 寸，局部酸胀。②沿胫骨后缘向上斜刺 1.0～1.5 寸，酸胀感可放散至膝。灸法：艾炷灸 3～5 壮，艾条灸 5～10 分钟。

蠡沟穴经常用于治疗与生殖器有关的疾病，如妇女阴痒、月事不调、男子阳强不倒等，因为肝经绕阴器。阴痒虽少见，但痒起来要人命，这时就可用蠡沟穴。"阳强不倒"是指男人阳具挺立之后，迟迟消不下来，这种情况也可以针刺蠡沟穴。可能有人会说"我好希望自己可以阳强不倒"，千万不要，这是一种病态，得治。

章门穴

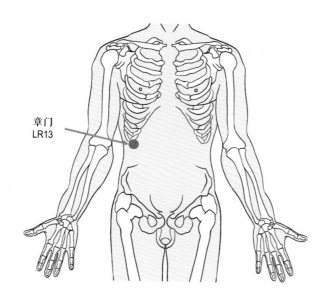

章门
LR13

［穴位］章门

［位置］在侧腹部，当十一肋游离端下方处。

［方法］斜刺 0.5 ～ 0.8 寸，侧腹部有酸胀感，并可向腹后壁传导。因该穴所处部位深层为肝脾所在，故对于肝脾肿大患者不可深刺，以防刺伤肝脾。

章门穴可以疏肝、健脾、减肥、调和五脏。八会穴中有"脏会章门"的说法，所有的内脏之气都会汇集到章门，所以此穴可以调和五脏。人的一生中有可能发生五脏之气紊乱的情况，如遇到车祸、惊吓、发现小三等，此时就可以按压或针刺章门穴了。这个穴位不能受到重力打击，练武之人都知道这个地方不能承受攻击，一旦被打到，则可能五脏之气紊乱，人就会失去战斗力。

当然了，你学会了章门穴的使用，请不要去攻击别人的章门穴。你只要能调和自己和亲友的五脏就可以了。

经络学心法 18 篇

期门穴

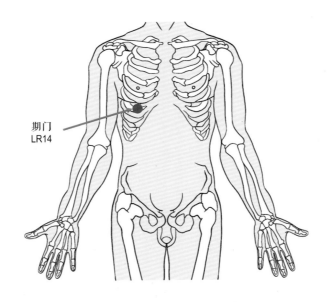

期门
LR14

［穴位］期门

［位置］在胸部，当乳头直下，第六肋间隙，前正中线旁开 4 寸处。

［方法］斜刺 0.5 ～ 0.8 寸，局部酸胀，可向腹后壁放散。

　　期门穴位于章门往上一点，此穴对治肋骨痛、乳腺炎效果很好。它本身是肝经之募穴，所以可以配合膀胱经上的肝俞穴，形成"俞募治疗法"治疗肝脏及肝病造成的胸胁苦满。胸胁苦满是中医术语，表示胸胁部的胀痛不适之症。

　　我们之前教的揉大包穴的方法也可以应用于章门穴和期门穴上。还有一个疏解肋肋部位疼痛的方法：人躺着的时候深呼吸，找到肋骨之间的沟，再用手按压此沟。这个方法只能自己用，因为别人按压自己的肋骨会引发痒感，没两下你就崩了，还是自己按自己来得好。

第十八篇

大医小课针律经穴总结

　　"大医小课"是我们问止中医科技面向中医爱好者的课程，分为"针律""方律"和"医律"三大部分。其中的"针律"部分，我们已经录制了"针灸治外科痛症 10 讲""针灸治内科痛症 6 讲""针灸治内科 35 讲"等课程。

　　我们通过"针律"系列把我们常见的症状和疾病穴位做了简明而实用的整理。这是我们博取众针灸明家之所长、结合自己多年临床实践后进一步总结出的针灸治症取穴精华。希望应用此图表，大家在面对某些疾病问题的时候，能够很快地找到有效而容易上手的方法。在此，我们分享出来，供各位读者参考。

　　如想了解更详细的知识，请关注"大医小课"公众号学习。

★ 外科痛症用穴精要 ★

外科痛症用穴总纲

1.若不能确定真正痛点：开四关
- 合谷（大肠经）
- 太冲（肝经）

2.全身痛
- 后溪（小肠经）
- 申脉（膀胱经）

3.全身肌肉痛
- 大包（脾经）

外科痛症用穴详述

颈痛

- 后溪（小肠经）
- 申脉（膀胱经）
- 昆仑（膀胱经）

肩痛

1.若手不能上举：肩部三针
- 后溪（小肠经）
- 液门（三焦经）
- 曲池（大肠经）

2.方法二
- 支沟（三焦经）
- 肩井（胆经）

腰痛

1.腰部三针
- 委中（膀胱经）
- 阴谷（肾经）
- 天应

膝痛

1.髌骨痛
- 梁丘（胃经）
- 血海（脾经）

2.整体膝关节痛：膝五针
- 鹤顶
- 膝眼
- 阳陵泉（胆经）
- 阴陵泉（脾经）

3.膝无力，蹲下及起来困难：远取穴（对侧痛点取穴）
- 曲池（大肠经）
- 小海（小肠经）

脚跟痛

1.方法一
- 大陵（心包经）

2.方法二
- 承山（膀胱经）
- 仆参（膀胱经）

- 水泉（肾经）

脚踝痛

1.方法一
- 养老（小肠经）
- 阳溪（大肠经）

2.方法二
- 昆仑（膀胱经）
- 太溪（肾经）

臀痛

1.方法一
- 环跳（胆经）

2.方法二
- 委中（膀胱经）
- 风市（胆经）
- 承扶（膀胱经）

肘痛

1.方法一
- 后溪（小肠经）
- 曲池（大肠经）
- 二间（大肠经）

2.方法二
- 对侧膝部的天应穴

★ 内科痛症用穴精要 ★

头痛

1.针灸经典（前头痛）
- 解溪（胃经）
- 关元（任脉）
- 中脘（任脉）

2.针灸经典（后头痛）
- 昆仑（膀胱经）
- 束骨（膀胱经）
- 至阴（膀胱经）

3.针灸经典（偏头痛）
- 申脉（膀胱经）
- 然谷（肾经）
- 金门（膀胱经）

- 合谷（大肠经）
- 太阳透率谷（膀胱经）

4.针灸经典（头顶痛）
- 束骨（膀胱经）
- 涌泉（肾经）

经痛

1.针灸经典（远取穴用针法）
- 血海（脾经）
- 太溪（肾经）
- 三阴交（脾经）
- 公孙（脾经）
- 地机（脾经）

2.针灸经典（近取穴用灸法）

- 关元（任脉）
- 中极（任脉）
- 命门（督脉）
- 十七椎

胃痛

1.针灸经典（远取穴用针法）

- 梁丘（胃经）
- 血海（脾经）
- 公孙（脾经）
- 内关（心包经）
- 足三里（胃经）

2.针灸经典（近取穴用灸法）

- 中脘（任脉）
- 下脘（任脉）

腹胀

1.腹部近取穴位

- 水分（任脉）
- 气海（任脉）

2.背俞穴

- 膈俞（膀胱经）
- 大肠俞（膀胱经）
- 小肠俞（膀胱经）

3.下合穴

- 足三里（胃经）

- 上巨虚（胃经）
- 下巨虚（胃经）

4.常用穴

- 公孙（脾经）
- 内庭（胃经）

牙痛

1.针灸经典（远取穴）

- 内庭（胃经）
- 行间（肝经）
- 合谷（大肠经）

2.针灸经典（近取穴）

- 颊车（胃经）
- 下关（胃经）

心胸痛

1.针灸经典（真心痛）

- 关元（任脉）
- 巨阙（任脉）
- 天突（任脉）
- 第十胸椎下

2.针灸经典（心包痛）

- 液门（三焦经）
- 公孙（脾经）
- 内关（心包经）
- 膻中（任脉）
- 中渚（三焦经）

高血压

1.针灸经典（下半身穴位）
- 阳陵泉（胆经）
- 太溪（肾经）
- 然谷（肾经）
- 足三里（胃经）
- 太冲（肝经）

2.针灸经典（上半身穴位）
- 曲池（大肠经）
- 合谷（大肠经）
- 内关（心包经）
- 百会（督脉）

高血糖

1.针灸经典（三大穴）
- 三阴交（脾经）
- 足三里（胃经）
- 三焦俞（膀胱经）

2.针灸经典（脾经三穴）
- 阴陵泉（脾经）
- 三阴交（脾经）
- 地机（脾经）

3.针灸经典（血糖有效穴）
- 然谷（肾经）
- 二白

高血脂

1.针灸经典（手足二降脂穴）
- 阳陵泉（胆经）
- 二白

2.针灸经典（通畅三焦、健脾祛痰）
- 支沟（三焦经）
- 外关（三焦经）
- 丰隆（胃经）

感冒

1.总穴
- 合谷（大肠经）
- 列缺（肺经）
- 大椎（督脉）

2.风寒
- 风门（膀胱经）

3.风热
- 曲池（大肠经）
- 外关（三焦经）

4.水饮重
- 阴陵泉（脾经）
- 液门透中渚（三焦经）
- 三间（大肠经）

5.快速常用穴
- 液门透中渚（三焦经）

喘

1.经典针法（肺经本身的穴位）

- 中府（肺经）
- 云门（肺经）
- 孔最（肺经）

2.经典针法（正反面各一穴）

- 膻中（任脉）
- 定喘

3.经典针法（常用穴组）

- 公孙（脾经）
- 内关（心包经）

咳

1.经典穴位（肺经本身的穴位）

- 鱼际（肺经）
- 太渊（肺经）
- 孔最（肺经）
- 尺泽（肺经）

2.经典穴位（取胸背部近取穴）

- 天突（任脉）
- 风门（膀胱经）
- 肺俞（膀胱经）
- 灵墟（肾经）

3.经典穴位（若同时多痰）

- 丰隆（胃经）

痰

1.经典穴位（去痰大穴）

- 丰隆（胃经）

2.经典穴位（调整痰湿体质）

- 阴陵泉（脾经）
- 承山（膀胱经）
- 内关（心包经）
- 足三里（胃经）

3.经典穴位（清稀近水之痰）

- 阴陵泉（脾经）
- 水分（任脉）

咽喉炎

1.经典穴位（基本用穴）

- 列缺（肺经）
- 照海（肾经）

2.经典穴位（急性咽炎）

- 液门透中渚（三焦经）
- 少商（肺经）
- 商阳（大肠经）

3.经典穴位（慢性咽炎）

- 太溪（肾经）
- 太冲（肝经）

4.经典穴位（特殊技法用穴）

- 合谷（大肠经）

鼻塞

1.经典穴位（基本用穴）

- 合谷（大肠经）
- 列缺（肺经）

2.经典穴位（近取穴位）

- 上星（督脉）
- 印堂

- 迎香（大肠经）

3.经典穴位（远取穴位）

- 委中（膀胱经）

- 飞扬（膀胱经）

失声

1.经典穴位（近取穴位）

- 大椎（督脉）

- 哑门（督脉）

- 听宫（小肠经）

- 翳风（三焦经）

2.经典穴位（远取穴位）

- 液门（三焦经）

- 鱼际（肺经）

- 列缺（肺经）

- 孔最（肺经）

心动过速

1.心之二门

- 神门（心经）

- 郄门（心包经）

2.俞募取穴

- 巨阙（任脉）

- 厥阴俞（膀胱经）

3.手足穴位

- 内关（心包经）

- 足三里（胃经）

心律不齐

1.心之二门

- 神门（心经）

- 郄门（心包经）

2.俞募取穴

- 巨阙（任脉）

- 厥阴俞（膀胱经）

3.脉会

- 太渊（肺经）

真心痛

1.心之二门

- 神门（心经）

- 郄门（心包经）

2.俞募取穴

- 巨阙（任脉）

- 厥阴俞（膀胱经）

3.心三针

- 关元（任脉）

- 巨阙（任脉）

- 天突（任脉）

- 中枢（督脉）

- 厉兑（胃经）

心包痛

1.八脉交会穴

- 公孙（脾经）

- 内关（心包经）

2.远取＋近取

- 昆仑（膀胱经）
- 膻中（任脉）

3.手上心包三焦经之表里用穴

- 中渚（三焦经）
- 中冲（心包经）

脚抽筋

1.胆经取穴

- 丘墟（胆经）
- 阳陵泉（胆经）

2.膀胱经取穴

- 承山（膀胱经）
- 金门（膀胱经）
- 承筋（膀胱经）

3.肾经取穴

- 然谷（肾经）

肝病

1.肝气郁结（实）

- 阳陵泉（胆经）
- 中脘（任脉）
- 行间（肝经）
- 太冲透行间（肝经）

2.肝火上炎（实）

- 曲池（大肠经）
- 行间（肝经）
- 肝俞（膀胱经）
- 足窍阴（胆经）

3.肝阳上亢（虚）

- 太溪（肾经）
- 三阴交（脾经）
- 太冲（肝经）
- 肝俞（膀胱经）
- 肾俞（膀胱经）
- 复溜（肾经）
- 风池（胆经）

4.肝血虚（虚）

- 太溪（肾经）
- 肾俞（膀胱经）
- 关元（灸）（任脉）

胆结石

1.俞穴

- 肝俞（膀胱经）
- 胆俞（膀胱经）

2.募穴

- 期门（肝经）
- 日月（胆经）

胃下垂

1.近取穴位

- 中脘（任脉）
- 天枢（胃经）

2.手足远端取穴

- 公孙（脾经）
- 内关（心包经）
- 足三里（胃经）

3.头针

● 百会（督脉）

胃痛

1.近取穴位

● 中脘（任脉）

● 天枢（胃经）

2.手足远端取穴

● 公孙（脾经）

● 内关（心包经）

● 足三里（胃经）

3.肝气犯胃

● 行间（肝经）

● 太冲透行间（肝经）

腹胀

1.腹部近取穴位

● 水分（任脉）

● 气海（任脉）

2.背俞穴

● 膈俞（膀胱经）

● 大肠俞（膀胱经）

● 小肠俞（膀胱经）

3.下合穴

● 足三里（胃经）

● 上巨虚（胃经）

● 下巨虚（胃经）

4.常用穴

● 公孙（脾经）

● 内庭（胃经）

食欲不振

1.三补穴

● 曲池（大肠经）

● 中脘（任脉）

● 足三里（胃经）

2.体质寒热皆治穴

● 太溪（肾经）

● 然谷（肾经）

呕吐

1.俞募治疗法–腹部近取穴位
（募穴）

● 中脘（任脉）

2.俞募治疗法–背俞穴

● 胃俞（膀胱经）

3.下合穴

● 足三里（胃经）

4.常用穴

● 公孙（脾经）

● 内庭（胃经）

打嗝

1.近取穴位

● 天突（任脉）

● 膻中（任脉）

2.背俞穴

● 膈俞（膀胱经）

3.膀胱经第二线穴

● 噫嘻（膀胱经）

● 膈关（膀胱经）

4.下合穴

● 足三里（胃经）

便秘

1.近取穴位

● 天枢（胃经）

● 水道（胃经）

● 归来（胃经）

2.手足穴位

● 支沟（三焦经）

● 照海（肾经）

3.特殊手穴

● 二间（大肠经）

4.下合穴

● 上巨虚（胃经）

下利

1.近取穴位

● 天枢（胃经）

● 水分（任脉）

● 大横（脾经）

2.祛湿穴位

● 阴陵泉（脾经）

● 水分（任脉）

3.调整脾胃

● 中脘（任脉）

● 足三里（胃经）

4.下合穴

● 上巨虚（胃经）

痔疮

1.常用穴组

● 委中（膀胱经）

● 承山（膀胱经）

● 二白

● 孔最（肺经）

2.头面取穴

● 百会（督脉）

● 承浆（任脉）

水肿

1.三水穴

● 水泉（肾经）

● 水分（任脉）

● 水道（胃经）

2.肾经穴位

● 太溪（肾经）

● 复溜（肾经）

3.治湿大穴

● 阴陵泉（脾经）

4.下三皇穴

● 阴陵泉（脾经）

● 三阴交（脾经）

● 地机（脾经）

阳痿

1.命门火衰

● 关元（任脉）

● 肾俞（膀胱经）

- 命门（灸）（督脉）
- 太溪（肾经）

2.湿热型
- 阴陵泉（脾经）
- 三阴交（脾经）
- 中极（任脉）
- 足三里（胃经）

3.肝郁型
- 中极（任脉）
- 太冲（肝经）
- 期门（肝经）
- 气海（任脉）

前列腺肥大

1.近取穴位
- 曲骨（任脉）

2.下合穴
- 委中（膀胱经）

3.气穴
- 关元（任脉）
- 足三里（胃经）

4.调湿穴位
- 阴陵泉（脾经）
- 三阴交（脾经）

小便不利

1.近取穴位
- 关元（任脉）
- 中极（任脉）
- 曲骨（任脉）

- 阴包（肝经）

2.三水穴
- 水泉（肾经）
- 水分（任脉）
- 水道（胃经）

3.强化穴
- 阴陵泉（脾经）
- 三阴交（脾经）
- 大钟（肾经）

尿频

1.近取穴位
- 关元（任脉）
- 中极（任脉）

2.有效穴
- 大敦（肝经）

3.治湿穴
- 阴陵泉（脾经）

4.头针
- 前顶（督脉）

小便痛

1.近取穴位
- 关元（任脉）

2.伴有热的痛
- 列缺（肺经）

3.肝胆经相关穴位
- 三阴交（脾经）
- 太冲（肝经）
- 阴包（肝经）

- 大敦（肝经）
- 光明（胆经）

肾结石

1.近取穴位
- 命门（督脉）
- 肾俞（膀胱经）
- 京门（胆经）

2.治湿穴
- 阴陵泉（脾经）

泌尿结石

1.近取穴位
- 水道（胃经）
- 归来（胃经）

2.肝经穴位
- 中封（肝经）
- 蠡沟（肝经）

尿血

1.近取穴位
- 肾俞（膀胱经）
- 膀胱俞（膀胱经）

2.脾经穴位
- 阴陵泉（脾经）
- 血海（脾经）
- 三阴交（脾经）

3.有效穴
- 曲池（大肠经）
- 少海（心经）
- 曲泉（肝经）

上述穴位依各经络所在的汇总表

病症	任脉	督脉	肺经	大肠经	胃经	脾经	心经	小肠经	膀胱经	肾经	心包经	三焦经	胆经	肝经
痛症总纲				合谷		大包		后溪	申脉					太冲
颈痛								后溪	申脉 昆仑					
肩痛				曲池				后溪				液门 支沟		
腰痛									委中	阴谷				
膝痛				曲池	梁丘	血海 阴陵泉		小海					阳陵泉	
脚跟痛									承山 仆参	水泉	大陵			
脚踝痛				阳溪				养老	昆仑	太溪				
臀痛									委中 承扶				环跳 风市	
肘痛				曲池 三间				后溪						
前头痛	关元 中脘				解溪									

病症	任脉	督脉	肺经	大肠经	胃经	脾经	心经	小肠经	膀胱经	肾经	心包经	三焦经	胆经	肝经
后头痛									昆仑 束骨 至阴					
偏头痛				合谷					申脉 金门 大阳透率谷	然谷				
头顶痛									束骨	涌泉				
经痛	关元 中极	命门				血海 三阴交 公孙 地机				太溪				
胃痛	中脘 下脘				梁丘 足三里	血海 公孙					内关			
腹胀	水分 气海				足三里 上巨虚 下巨虚 内庭	公孙			膈俞 大肠俞 小肠俞					
牙痛					内庭 颊车 下关									行间

病症	任脉	督脉	肺经	大肠经	胃经	脾经	心经	小肠经	膀胱经	肾经	心包经	三焦经	胆经	肝经
心胸痛	关元 巨阙 天突 膻中					公孙					内关	液门 中渚		
高血压		百会		曲池 合谷	足三里					太溪 然谷	内关		阳陵泉	
高血糖					足三里	三阴交 阴陵泉 地机			三焦俞	然谷				太冲
高血脂					丰隆							支沟 外关		
感冒		大椎	列缺	合谷 曲池 三间		阴陵泉			风门			液门透中渚 外关		
喘	膻中		中府 云门 孔最			公孙					内关			
咳	天突		鱼际 太渊 孔最 尺泽		丰隆				风门 肺俞	灵墟				

续表

病症	任脉	督脉	肺经	大肠经	胃经	脾经	心经	小肠经	膀胱经	肾经	心包经	三焦经	胆经	肝经
痰	水分				丰隆 足三里	阴陵泉								
咽喉炎			列缺 少商	商阳 合谷					承山	照海 太溪	内关	液门透中渚		太冲
鼻塞		上星	列缺	合谷 迎香										
失声		大椎 哑门	鱼际 列缺 孔最					听宫	委中 飞扬			翳风 液门		
心动过速	巨阙						神门		厥阴俞		郄门 内关			
心律不齐	巨阙		太渊		足三里		神门		厥阴俞		郄门			
真心痛	巨阙 关元 天突	中枢			厉兑		神门		厥阴俞		郄门			
心包痛	膻中					公孙			昆仑		内关 中冲	中渚		

病症	任脉	督脉	肺经	大肠经	胃经	脾经	心经	小肠经	膀胱经	肾经	心包经	三焦经	胆经	肝经
脚抽筋									承山 金门 承筋	然谷			丘墟 阳陵泉	
肝病	中脘 关元（灸）			曲池		三阴交			肝俞 肾俞	太溪 复溜			阴陵泉 风池 足窍阴	行间 太冲 太冲透行间
胆结石									肝俞 胆俞				日月	期门
胃下垂	中脘	百会			天枢 足三里	公孙					内关			
胃痛	中脘				天枢 足三里	公孙					内关			行间 太冲透行间
腹胀	水分 气海				足三里 上巨虚 下巨虚 内庭	公孙			膈俞 大肠俞 小肠俞					

病症	任脉	督脉	肺经	大肠经	胃经	脾经	心经	小肠经	膀胱经	肾经	心包经	三焦经	胆经	肝经
食欲不振	中脘				足三里					太溪 然谷				
呕吐	中脘				足三里 内庭	公孙			胃俞					
打嗝	天突 膻中				足三里				膈俞					
便秘				二间	天枢 水道 归来 上巨虚				譩譆 膈关	照海		支沟		
下利	水分 中脘				天枢 足三里 上巨虚	大横 阴陵泉								
痔疮	承浆	百会	孔最			阴陵泉			委中 承山					
水肿	水分				水道	三阴交 地机				水泉 太溪 复溜				

病症	任脉	督脉	肺经	大肠经	胃经	脾经	心经	小肠经	膀胱经	肾经	心包经	三焦经	胆经	肝经
阳痿	关元 中极 气海	命门（灸）			足三里	阴陵泉 三阴交			肾俞	太溪				太冲 期门
前列腺肥大	曲骨 关元				足三里	阴陵泉 三阴交			委中					
小便不利	关元 中极 曲骨 水分				水道	阴陵泉 三阴交				水泉				阴包
尿频	关元 中极	前顶				阴陵泉								大敦
小便痛	关元		列缺			三阴交							光明	太冲 阴包 大敦
肾结石		命门			水道 归来	阴陵泉			肾俞				京门	
泌尿结石石				曲池		阴陵泉 血海 三阴交	少海		肾俞 膀胱俞					中封 蠡沟
尿血														曲泉

结语：勿药有喜

在药物匮乏的时候，针灸是最容易发挥的治病技能。我经常参与慈济基金会在美国南北加州及加拿大组织的各种义诊。义诊现场很容易发现，现代医学需要搬运各类大中小型设备到现场才能救助患者，如果缺了某个设备，便对某些问题几乎束手无策。但中医在资源有限的情况下依然可以发挥治病救人的作用，因为中医可以使用针灸，而针灸是中医古代大贤留给我们的方便法门。

本书分为上下两卷，上卷《外治法剑诀27式》侧重于讲"行"，即应用，讲述了便捷实用的中医外治法，读者学会就可以在日常生活中解决自己和亲友诸如头痛、胃痛、腰痛等常见病症；下卷《经络学心法18篇》侧重于讲"知"，即原理，讲述了中医外治法的基础，即中医经络学，帮助读者构建完整的经穴知识结构图谱。

本书不是想要取代经络学或针灸学的教科书，而是以浅显易懂的语言、提纲挈领的描述，把中医经络、穴位、针灸、外治方面的知识"科普"给热爱中医的读者们。

经络学让我们更清楚地了解身体的结构和经络的相关知识，外治法让我们解决病症更为得心应手。有时候，外治法比用药更为方便、安全，也见效更快。现在谈中医，几乎把中医等同于中药方剂，实则不然。中药方剂之外，经穴外治是座伟大的宝库。我们认为，经穴外治是热爱中医的现代人必须具备的基础知识。毕竟知识是我们的资源，是我们的本领，更是我们仅靠一双手就能救死扶伤的保障。

在此，敬祝所有读者朋友们身体健康，勿药有喜！